珍藏版

黄帝内经

赵文博 主编

柒

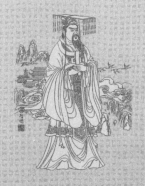

辽海出版社

目　　录

《黄帝内经》灵素类证百家系方

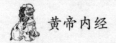

（二）精神气血津液

1. 源于一气

【原文】

黄帝曰：余闻人有精、气、津、液、血、脉余意以为一气耳，今乃辨为六名，余不知其所以然。岐伯曰：两神相搏①，合而成形，常先身生，是谓精。何谓气？岐伯曰：上焦开发，宣五谷味②，熏肤，充身泽毛，若雾露之溉，是谓气。何谓津？岐伯曰：腠理发泄，汗出溱溱③，是谓津。何谓液？岐伯曰：谷入气满，淖泽④注于骨，骨属⑤屈伸，泄泽⑥，补益脑髓，皮肤润泽，是谓液。何谓血？岐伯曰：中焦受气取汁，变化而赤，是谓血。何谓脉？岐伯曰：壅遏营气，令无所避⑦，是谓脉。（《灵枢·决气篇》）

【注释】

①两神相搏：两神，指男女两性。搏，媾合，交也。马莳："男女相媾之时，两神相合而生男女

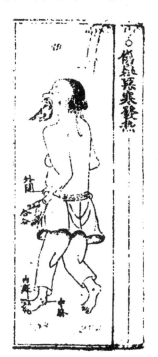

明代何秉《针灸捷径》针灸方图中的伤寒恶寒发热取穴图

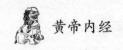

之形。"

②五谷味：五谷之精微。

③汗出溱溱：溱音珍，形容汗出很多。

④淖泽：淖音闹，淖，满而外溢。泽，濡润。

⑤骨属：骨骼关节之统称。

⑥泄泽：渗出而濡润。《灵枢略·六气论》："泄"作"以"，可从。

⑦壅遏营气，令无所避：《潘氏续焰》："壅遏犹言拥迫，使入隧道，而无别道可避也。"

【名家论述】

章次公："气之一字，凡百学术皆所关涉。以其最著者言之如理学家以气言哲理，技击家以气言拳理。而我医家以气言医理'物质属之血，机能属之气'，可谓言简意赅"。

徐灵胎：" '命门为元气之根，真火之宅'。元气者视之不见，求之不得，附于气血之内，宰夫气血之先。'故诊病决死生者，不视病之轻重，而视元气的存亡'。可谓'源于一气'的知本之言"

【凡按】

人体中的六气是指精、气、津、液、血、脉六种物质。它们的生成、功能和相互联系如下：精：说明"两神相搏"便会孕育成新的形体，构成新形体之前，这种先天的物质，就是精。气：说明"上焦开发"，把水谷精微之气宣散到全身，以温煦皮肤，充养身体，润泽开发，这种现象如雾露灌溉草木一样的功能，就是气。津：质地较清稀的一种体液，说明腠理发散，宣泄所出的汗，就是津。这里是"溱溱"是形容汗出多的样子。液：质地较稠浓的一种体液，说明水谷入胃，化生的精微之气充满全身，液稠滑腻部分，渗注到骨，使骨髓关节屈伸滑利，注于脑，补益脑髓，并能使皮肤润泽的，就是液。血："中焦受气取汁，变化而赤，是谓血。"说明中焦接受水谷，取其精微变化而为赤色的液体，就是血。血液的生成输布，涉及五脏六府。近人研究，通过一滴血，可从中获取整个生命的信息。脉："壅遏营气，令无所避，是谓脉。"说明脉有约束营气使它按照一定的轨道运行，不能外溢的功能，这就是脉。此与"散作万化春，凝为一气碧"互发。

【原文】

黄帝曰：六气者，有余不足，气之多少，脑髓之虚实，血脉之清浊，何以知之？岐伯曰：精脱者，耳聋；气脱者，目不明；津脱者，腠理开，汗大泄；液脱者，骨属①屈伸不利，色夭，脑髓消，胫酸，耳数鸣；血脱者，色白，夭然不泽，其脉空虚，此其候也。（《灵枢·决气篇》）

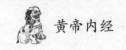

【注释】

①属:《甲乙经》卷一第十二作"痹",颖误。

【名家论述】

孙曾祺:"六气不足的病变特点:耳为肾窍,肾藏精,阴精脱失,会发生耳聋;五脏六腑的精华皆上注于目,气到则精随,阳气脱失,会眼睛看不清东西;津由卫气不固,会毛孔开张而大量出汗;液体脱失,会使骨髓、关节失养而不能屈伸自如,面色无华,脑髓不充而脑力不足,腿发酸,耳鸣耳响;血液脱失,就会面色与皮肤苍白,枯槁不润,脉管空虚。这都是六气虚脱所出现的主要症候。"(《内经答难》)

【凡按】

肾主五液,精气调和,则肾脏强盛,而气、血、精神、津、液,则固而不脱,若劳伤气血,损害了肾脏,则表现各种脱失之症,在肾之本脏则精脱者耳聋是也。

【原文】

故生之来谓之精,两精相搏谓之神,随神往来者谓之魂①,并精而出入者谓之魄②,所以任物者谓之心,心有所忆谓之意③,意之所存谓之志④,因志而存变谓之思⑤,因思而远慕谓之虑⑥,因虑而处物谓之智⑦。(《灵枢·本神篇》)

【注释】

①魂：张景岳："魂为梦寐恍惚，变幻游行之类"。往往显现于病理情况，如梦游、呓语、幻觉等。

②魄：人有初生之时就具备的本能的感觉和动作，如耳之听，目之视，及躯干肢体的动作。魄是随着精（形）而存亡，精足则体健魄全，魄全则感觉灵敏，动作准确。

③意：是心中产生的忆念活动，心有所向而未定，是对事物表象的认识活动。

④志：张景岳："意已决而卓有所立者"，即决心实施的思维活动。

⑤思：是实行志愿进行的反复酝酿的思维活动。

⑥虑：是在思的基础上由近及远的推想思维活动。

⑦智：即智慧。在意志思虑的基础上，择善成熟地处理事物。

【名家论述】

赵棣华："除'生之来谓之精'外，神是人体生命活动现象的总称。包括神、魂、魄、意、志、思、虑、智等精神意识活动。先天之精，是神的物质基础。神，在生命之初就形成了，当胚胎形成之际，神亦随之产生，所以经文指出：'故生之来谓之精，两精相搏谓之神。'父母的体格、性情、声音、相貌等，通过精、卵遗传给后代，精卵虽小，却寓藏着整个生命最基本的信息。故此，神指广义

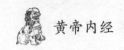

之神，即生命活动，非指狭义之神——精神意识，神还赖后天滋养，所以《灵枢·平人绝谷篇》说：'故神者，水谷之精气也。'水谷之精气充足，五脏和调，神的生机才能旺盛。神是一切生命活动的集中表现，神充则体强，神衰则身弱，神存则生，神去则死。魂、魄、意、志、思、虑，皆与'神明'之心、'元神之府'之脑有关，都是精神活动的一部分。而这些又是思维形式由感性到理性的发展过程，是从后天获得，即'物'作用于心、脑而形成的由低级到高级的认识程序。"

【凡按】

本条主要讲的是情志变化的特征。其中"生之来谓之精"，此即人的先天之本。近人胡源民说："人的生老病死都与肾精有关，俗话说'人死如灯灭'，灯中无油——"肾精"耗散，岂有生命之光。"（《认识肝病》）然而有生以来，肾藏精、主骨、生髓，而脑为髓海，人的意、志、思、虑，近代研究都出之于大脑，而肾即其根本也。经文又指出："所以任物者谓之心"。心肾是交相为用的，脑髓根本在肾，此言其"体"；脑的活动在"任物之心"，心供给脑所需的血液与氧气，此言其"用"也。这是《内经》言情志而不离五脏的道理所在。

【原文】

阴气①盛则梦涉大水而恐惧，阳气盛则梦大火而燔

�②，阴阳俱盛则梦相杀。上盛则梦飞，下盛则梦堕，甚饥则梦取，甚饱则梦予。（《灵枢·淫邪发梦篇》）

【注释】

①气：《素问·脉要精微论》、《甲乙》、《千金》均无此字。

②熿：《素问·脉要精微论》、《千金》均作灼。

【名家论述】

张灿玾："'梦景'的问题，在科学不发达的古代，大多是从离开形体永远不灭的精神——'灵魂'去解释的，并附会以人事吉凶，所以长期以来，占梦不仅成为唯心主义的帮凶，而且成为封建统治的工具。但是《内经》对于'梦景'的解释，却没有求助于鬼神的观念。《素问》并提出了'道无鬼神'和'拘于鬼神者不可以言至德'。所谓'随神往来者，谓之魂，并精出入者，谓之魄'。它和那种虽然寓于人体但可以离开人体而永远不灭的灵魂观念是绝然不同的，因而是符合实际情况的。"

【原文】

诸脉者，皆属于目①；诸髓者，皆属于脑②；诸筋者，皆属于节③；诸血者，皆属于心④；诸气者，皆属于肺⑤；此四肢八溪⑥之朝夕⑦也。故人卧血归于肝⑧，肝受血而能视⑨，足受血而能步，掌受血而能握，指受血而能摄⑩。（《素问·五脏生成篇》）

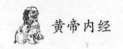

【注释】

①皆属于目：高士宗："五藏在内，气行周身，诸脉者，周身血脉循行之脉道也。五藏精华，上注于目，故诸脉皆属于目。"

②皆属于脑：《灵枢·海论》曰："脑为髓之海"，故诸髓皆属于脑。

③皆属于节：节，指骨节。王冰："筋气之坚结者，皆络于骨节之间也。"

④皆属于心：《素问·痿论》曰："心主身之血脉。"故诸血者皆属于心。

⑤皆属于肺：《灵枢·本神篇》曰："肺藏气"与此同义。

⑥四肢八䐜：张景岳："八䐜者，手有肘与腋，足有胯与膝也。此四肢之关节，故称为䐜。"

⑦朝夕：即潮汐，通假字。言人身气血往来，如海潮之消长，早曰潮，晚曰汐。

⑧血归于肝：王冰"肝藏血，心行之，人动是血运于诸

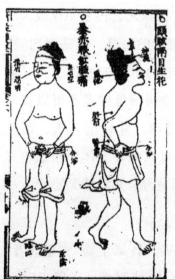

明代何柬《针灸捷径》针灸方图中的两目生花及暴赤眼红肿取穴图

经，人静则血归于肝藏，何者？肝主血海故也。"

⑨肝受血而能视：王冰："言其用也，目为肝之官，故肝受血而能视。"张景岳"肝开窍于目，肝得血则神聚于目，故能视。"下文言足、掌、指，故李东垣《脾胃论》"肝"作"目"于义为顺。

⑩"摄"以指取物也。《说文》："摄，引持也。"吴崑注："人之所以能步，能握、能摄者，虽系于筋，若无血以养筋，则痿弱无力，足不能步，掌不能握，指不能摄矣。"

【名家论述】

程士德："本段讨论了脉、髓、筋的生理以及气血的调节、运行，提出了全身一切组织必须依赖气血的供养与调节，才能发挥其功能，所说的目之能视，足之能步，手之能握，指之能摄，仅不过举例而已。"

赵棣华："经文指出：关于'诸脉者，皆属于目；诸髓者，皆属于脑；诸血者，皆属于心；诸气者，皆属于肺……'等，在生理学上，确有它一定的道理。特别是心主循环发动血液；肝主藏血，昼少夜多，与现代医学观察基本相同。又手足受血而能握步等。由于能量的供给，则活动有力，当可理解；惟肝受血而能视，则学理非浅，民间亦知眼病食肝，而可治疗，其中必有微妙之处，又如心病食猪心，亦属有效的脏器疗法。"

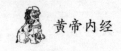

【凡按】

本段讨论了脉、髓、筋的生理以及气血的调节、运行，提出了全身一切组织必须依赖气血的供养与调节，才能发挥其功能作用，所说的目之能视，足之能步，手之能握，指之能摄，不过是举例而已。

2. 血气精神

【原文】

人之血气精神者，所以奉生而周于性命①者也。经脉者，所以行血气而营②阴阳，濡筋骨，利关节者也。卫气者，所以温分肉，充皮肤，肥腠理，司开合者也。志意者，所以御③精神，收魂魄，适寒温，和喜怒者也。是故血和则经脉流行，营覆阴阳④，筋骨劲强，关节清利矣。卫气和则分肉解利⑤，皮肤调柔，腠理致密矣。志意和则精神专直⑥，魂魄不散，悔怒不起，五藏不受邪矣。寒温和则六腑化谷，风痹不作，经脉通利，肢节得安矣。此人之常平也。（《灵枢·本藏篇》）

【注释】

①奉生而周于性命：奉，养也。周，周全。张景岳："人身以血气为本，精神为用，合是四者以奉生，而性命周全矣。"

②营：张景岳："营，运也。"

③御：驾驭，统率之意。

④营覆阴阳：血脉流动，往复营运于身体内外。阴阳，指内外。

⑤解利：舒畅通利之意。

⑥精神专直：思维敏达，精神集中而无妄念。

【名家论述】

郭霭春："此论脏腑、经脉、意志、魂魄的功能，而病变的发生，主要在于脏腑。"

刘长林："气血在机体内循行，有特殊的通路，即经络。《灵枢·本藏篇》说：'经脉者，所以行血气而营阴阳'要把握气血运行活动的规律，就必须研究经络。人有精神意识，所以《内经》坚决反对把病人当作消极被动之物，而要求医生充分发挥病人的能动性，注意精神因素的作用。"按：此节血气精神并提，是有其内在联系的。

【凡按】

经首言人体的血气精神，是养生而合乎性命的物质。人的脉，是通行血气，运转内外，濡润筋骨，滑利关节的；人的卫气，是温养肌肉，充实皮肤，肥盛腠理，管理皮肤腠理开合的；人的意志，是驾驭精神，收集魂魄，适应寒温的变化，调和情绪的。所以血脉和，就会经脉流行，营养达到身体内外，则筋骨劲强，关节也感觉滑利；卫气和，就会使肌肉感到滑利，皮肤柔和，腠理也能致密，志意和顺，就会使精神专一魂魄不致散漫，忿怒也不

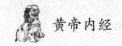

妄起，因而五脏协和，不受邪气的侵袭。如能适应寒热气候的变化，就会使运化水谷的功能正常，风痹之类的病不致发生，四肢关节的活动，也就正常了。这些都是身体协调的正常情况。总的来说，血气、精神，经脉、卫气、意志等，虽源于五脏、六腑之精气，但又起着保护脏腑的作用，调畅气血精神，和其意志，适其寒温，是维持脏腑功能的重要保证。

【原文】

五劳①所伤：久视伤血，久卧伤气，久坐伤肉，久立伤骨，久行伤筋，是谓五劳所伤。（《素问·宣明五气篇》）

【注释】

①劳：《说文》："劳，剧也。"张志聪："劳，太过也。"

【名家论述】

姚止庵："目得血而能视，视久则目力竭而血伤。气随动而运，卧久则气懈怠而不行。包藏脏腑，拥护筋骨，而丰满于一身者，肉也。肉也者，外静而内动，气血流焉。脾胃应焉。若久坐，则气血凝滞而肉疾矣。骨者身之干也，挺直不仆，惟骨是赖。若立之太久，不无痿弱之患矣。维系肢节能屈伸俯仰者，筋也。以动为用，以静为养，可以行而不可以久。若久行，则不无阻弛之患矣。"

1710

【凡按】

五者之用，缺一不可。用之太过，则劳伤矣。《素问·经脉别论篇》曰："四时阴阳生病，起于过用。此之谓也。"

3. 食饮输布

【原文】

食气入胃，散精于肝，淫气于筋①。食气入胃，浊气②归心，淫精于脉③。脉气流经，经气归于肺，肺朝百脉，输精于皮毛。毛脉合精④，行气于府⑤。府精神明，留于四脏⑥，气归于权衡⑦，权衡以平，气口成寸，以决死生。(《素问·经脉别论》)

【注释】

①淫气于筋：马莳："谷入于胃，运化于脾，而精微之气，散之于肝，则浸淫滋养于筋矣，以肝主筋也。"

②浊气：张景岳："言食气之厚者也。"

③淫精于脉：王冰："谷气归心，淫溢精微于脉。"

③毛脉合精：肺主皮毛，心主血脉；脉藏气，心藏血。毛脉合精，即气血相合。

⑤行气于府：张志聪认为府指六腑："六腑为阳，故先受气。"王冰则认为府指膻中："府，谓气之所聚处也，是谓气海，在两乳间，名曰膻中也。"亦有以府为血脉者。

⑥府精神明，留于四脏：日医森立之曰："府者胃府，受前文府字，精者肺精，亦受前文精字而结于此也"；

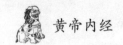

"留"通流，马莳："流于心肝脾肾之四脏"。

⑦气归于权衡：脏腑之气内外相应而得到平衡协调。权，称锤。衡，称杆——即相对平衡之意。

【名家论述】

榭浴凡：" '食气人胃，散精于肝，淫气于筋'三句，论述'将军之官'另有重任，可补《灵兰秘典》之不足……玩此三句，其义有三：一为肝脏非但藏血，更藏食物精微，以备生化之用，'淫气于筋'即其例也。二为肝脏能佐心以主血脉，即《全息医学论》：'通过血液，进行物质流通'之理。三为肝之营养直接来源于脾，所谓'木植于土'也。识此三义，则临证治疗肝病，当知肝血宜养，肝气宜调，肝之营养不可缺也。'气口成寸，以决死生'两句，其旨甚微，其微有四：一者，总结上文之言也；二者，突出心肺之用也；三者，强调阴阳之平也；四者，隐传切脉之秘也。秦越人发明切脉'独取寸口'，厥功甚伟！虽属师承有自，然观其著《难经·一难》云：'寸口者，脉之大会，手太阴之动脉也……寸口者，五脏六腑之所终始，故取法于寸口也。'实属探得《内经》切脉之秘也。"

【凡按】

食气入胃，运化于脾，散之于肝，归之于心。《全息医学论》云："通过血液进行物质流通。其阴阳平衡与否，常于'气口'切得之"。

【原文】

饮入于胃，游溢①精气，上输于脾。脾气散精，上归于肺，通调水道，下输膀胱②。水精四布，五经并行③，合于四时五脏阴阳，揆度以为常也④。（《素问·经脉别论》）

【注释】

①游溢：张景岳："游，浮游也；溢。涌溢也。"

②通调水道，下输膀胱：吴崑："肺虽为清虚之脏，而有治节之司，主行营卫，通阴阳，故能通调水道，下输膀胱。"

③水津四布，五经并行：张志聪："水精四布者，气化则水行，故四布于皮毛；五经并行者，通灌于五脏之经脉也。"

④揆度以为常也：张志聪："揆度，度数也。总结上文而言经脉之道，合于四时五行之次序，阴阳出入度数，以为经脉之经常。"

【名家论述】

周学海："尝谓读书，须知其笔法之断续、起伏、伸缩、

明代何秉《针灸捷径》

针灸方图中的肾厥头痛取穴图

单复，今于此节备之矣。'饮入于胃'一句，当作一大断；'游溢精气'四句直下，再作一大断；'通调水道'二句，是双承肺、胃，非单承肺也。水道本自胃取道三焦，以下膀胱，非上入肺而后下也。然必借肺气以通调之，故'通调'二字近承肺，'水道'二字远承胃也。水精者，水之精也，是遥承肺与水道，非承膀胱也。肺受脾之精而布之矣，其精之吸取未尽者，复于取道三焦时，沿途抛洒也，故不竟曰精，而仍曰水精也。五经者，五脏之经也。水精由五脏之经行于周身。是一时并行，而无或先后者也。《痹论》曰：'水谷之精气，和调于五脏，洒陈于六腑，乃能入于脉也。'其是之谓乎？如是，则本节凡四断，俱有天梯石栈相钩连之妙矣。"

【凡按】

人体水液的新陈代谢，是循环不息的。"饮入于胃……脾气散精，上归于肺"是"代"的过程，"通调水道，下输膀胱"是"谢"的过程。"水精四布，五经并行"是"去粗取精"的营运过程。但有一点必须注意，在水液的代谢过程中，肾的气化作用也是极其重要的。

【原文】

上焦如雾①，中焦如沤②，下焦如渎③。（《灵枢·营卫生会篇》）

【注释】

①上焦如雾：形容上焦心肺宣发敷布水谷精气的功能，如同雾露弥漫灌溉全身。

②中焦如沤：形容中焦脾胃腐熟水谷，吸收精微，进而将营养物质上输转送到全身的功能，如同沤渍食物，使之变化。

③下焦如渎：形容下焦肾、膀胱排泄水液和糟粕的功能，如同沟渠。

【名家论述】

巫君玉："三焦有三个部分，历代医家对此无异议。'焦'，有热的含义，《礼记·内则》'濡炙之举焦'，《释文》，'焦字又作燋'，说明'焦''燋'是通用字，这种热的含义，才是三焦的正义。三焦的功能方面：'上焦如雾'是司呼吸交换大气，'中焦如沤'是腐熟水谷为气血之原，'下焦如雾'是排泄二便；更重要是机体能量、热量的产生（卫气出于下焦）。《难经·八难》推论说：'三焦之原'是'肾间动气'，是'生气之原'，是'五脏六腑之本，十二经之根'；三焦的整体功能，包括呼吸、循环、消化、造血、泌尿等系统和能量的产生，当然也就包括了近代所提出的淋巴、油膜、水液平衡等作用在内。三焦是五脏六腑之大廓，今天在解剖中可以见到的胸膜、腹膜等无不是三焦的实质。即虞搏所指的'腔子'。否则，

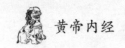

能量不能聚用，使中焦不能'腐熟水谷'，上焦不能'输布津液'，且下焦也失掉了'气化'的基础。"按：此诚综核名实，融会古今的精辟见解，最后提到三焦的内在联系与程门雪先辈之见若合符节。可谓智者所见略同也。

【凡按】

《难经·三十一难》曰："三焦者，水谷之道路，气之所终始也"，《难经·六十六难》曰："三焦者，原（元）气之别使也，主通行三（焦之）气，经历于五脏六腑，原者三焦之尊号"，与《难经·八难》曰："谓肾间动气，……三焦之原"。以经证经，可以互参。

【原文】

黄帝问于岐伯曰：水谷入于口，输于肠胃，其液别为五，天寒衣薄则为溺与气①，天热衣厚则为汗，悲哀气并②则为泣，中热胃缓则为唾③。邪气内逆，则气为之闭塞不行，不行则为水胀，余知其然也，不知其何由生，愿闻其道。岐伯曰：水谷皆入于口，其味有五，各注其海④，津液各走其道。故三（《甲乙》、《太素》作"上"）焦出气，以温肌肉，充皮肤，为其津；其留而不行者为液。天暑衣厚则腠理开，故汗出；寒留于分肉之间，聚沫⑤则为痛。天寒则腠理闭，气涩不行，水下流膀胱，则为溺与气。（《灵枢·五癃津液别篇》）

【注释】

①溺与气：弱，音义同尿。张景岳："腠理闭密则气不外泄，故气化为水。水必就下，故留于膀胱。然水即气也。水聚则气生，气化则水注，故为溺与气。"

②并：偏聚之意。

③中热胃缓则为唾：缓，松弛，可理解为功能障碍。中焦脾胃有热而功能障碍，唾液分泌就增多。

④各注其海：指五味分别注入四海。杨上善："五味走于五脏四海，肝心二脏主血，故酸苦二味走于血海，脾主水谷之气，故甘味走于水谷之海。肺主于气，故辛走于膻中气海。肾主脑髓，故咸走髓海。"

⑤聚沫：津液受寒凝聚。

【名家论述】

马莳："人之所以有津与液者，正与水谷皆入于口，其味有五，各上注其气于气海之中，积为宗气津液，各走其道。故三焦者，上焦为宗气之所出，中焦为营气之所出，下焦为卫气之所出。共出其气，以温外之肌肉，充外之皮肤者为津。其在内之流（留）而不行者为液也。人之所以有汗者，正与天暑衣厚，则人之腠理开，故汗出，若有寒气留于分肉之间，则沫聚而为痛也。人之所以有溺与气者，正以天寒则腠理闭，内之气与湿俱不行，其水下留（流）于膀胱。则前为溺而后为气耳。"（《灵枢注证发微》）

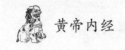

【凡按】

人体是一个自我调节的开放系统，天暑衣厚腠理开则汗多尿少，天寒衣薄腠理闭则汗少尿多。《灵枢·本藏篇》说："肾合三焦、膀胱，三焦、膀胱者，腠理毫毛其应"。这里提到的肾和三焦、膀胱的关系，的确是外合皮毛，内通三焦、膀胱的泌尿系统，所谓腠理毫毛其应，是指汗腺的排泄功能。这节经文把肾的伎巧与三焦的水道，膀胱的津液连贯在一起讨论，而且指出通过"气化"的作用；这个"气化"是全身的气化而不是膀胱局部的"气化"，应该看作是肾的泌尿功能。引《经》证《经》意义更加明了，则知"肾合三焦、膀胱"之说，无论是生理上或病理上，的确是今之泌尿系统，在病理上如"气为之闭塞不行，不行则为水胀"，正如华佗《中藏经》所说："肾气盛则水归于海（按：海为膀胱的代词），肾气虚则水散于皮"。与此互发。

4. 营卫生会

【原文】

人受气于谷，谷入于胃，以传与肺，五脏六腑，皆以受气，其清者为营，浊者为卫①，营行脉中，卫行脉外，营周不休，五十而复大会②。阴阳相贯③，如环无端。卫气行于阴二十五度，行于阳亦二十五度，分为昼夜，故气至阳而起，至阴而止④。（《灵枢·营卫生会篇》）

【注释】

①清者为营，浊者为卫：唐宗海："清浊以刚柔言，阴气柔和为清，阳气刚悍为浊。"

②五十而复大会：五十，营卫在一昼夜各在人身运行五十周次。大会，指营气和卫气的会合。营行脉中，卫行脉外，一昼夜各行五十周次后便会合一次。

③阴阳相贯：张景岳："其十经脉之次，一阴一阳，一表一里，迭行相贯，终而复始。"

④气至阳而起，至阴而止：张志聪："气至阳则卧起而目张，至阴则休止而目闭。"裘沛然："营与卫皆由水谷精气所化生，只是性质与功能不同。营为'水谷之精气'，循行脉中，化生血液，营养全身；卫乃'水谷之悍气'，行于脉外，固护肌表，温养脏腑、肌肉、皮毛，调节腠理的开合。虽然二者性质功能有别，但必须相互协调，才能维持正常的活动。营卫不和，则病症迭出。当然，为了保证营卫和正常活动，维护脾胃功能是不容忽视的"。

【名家论述】

吴翰香："就是在《内经》的成书时代里，已经肯定了营血是在闭锁的管道里循环不已，而且根据桡动脉的搏动和呼吸之间的关系，来推测其循环一周所需的时间。

如正常人每分钟有十八次呼吸运动来计算，则《内经》所谓'二百七十息，气行十六丈二尺，气行交通于

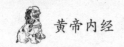

中，一周于身'，所需时间，相当于现代时间的十五分钟（即 270÷18＝15）。古代用的时间——滴漏，以一昼夜分为一百刻。而现代时间一昼夜共二十四小时，每小时为六十分钟，共一千四百四十分钟。若以十五分钟为'气行交通于中，一周于身'的话，那么在一昼夜中，应该是气行九十六营于身，而不是'气行五十营于身'（即 1440÷15＝96）。遗憾的是：经脉的长度是假说，因此也就不可能得出比较正确的'气行一周于身'的循环时间来"。(《内经基础理论的读书随笔》)

【凡按】

后世医家的临床证明，用《内经》气血循环的理论指导诊断和治疗，特别是把握针刺的时机，具有一定的实践价值。现在看来，《内经》的这一理论反映了人体功能与地球自转的某些关系。

但古代"营周不休，五十而复大会"的观点，与今日的血循环系统概念还有很大的差距，据近人研究，清晨饮水一杯，水在胃内作短暂的停留，除少量的被吸收外，80% 以上在小肠内被吸收入血。在血液川流不息的运行中，新饮进的水经过 21 秒钟就能达到身体的每一个角落（循环半周）以补充体液，再经过 21 秒钟就能回流促进全身的吐故纳新（循环一周）向心与离心的循环运行共需时 42 秒钟。可供参考。

【原文】

帝曰：荣卫之气，亦令人痹乎？岐伯曰：荣者，水谷之精气也，和调①于五脏，洒陈②于六腑，乃能入于脉也。故循脉上下，贯五脏，络六腑也。卫者，水谷之悍气③也，其气慓疾④滑利，不能入于脉也，故循皮肤之中，分肉之间，熏于肓膜⑤，散于胸腹，逆其气则病，从其气则愈，不与风寒湿气合，故不为痹。（《素问·痹论》）

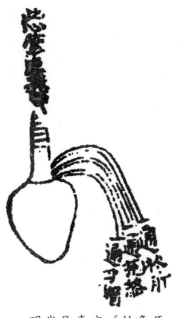

明代吴嘉言《针灸原枢》脏腑图中的心脏形象图

【注释】

①和调：即调和。

②洒陈：即布散。洒，散也。陈，布也。

③悍气：张景岳："卫气者，阳气也，阳气之至，浮盛而疾，故曰悍气。"

④慓疾：急疾之意。慓，急也。

⑤肓膜：张景岳："凡腹腔内里之间，上下空隙之处，皆谓之肓……膜，膜筋膜也。"

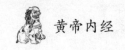

【名家论述】

姚止庵："水谷之精气为营，营行脉内，贯通脏腑，无处不到。水谷之悍气为卫，卫行脉外，屏藩脏腑，捍御诸邪。邪欲中人，必乘卫气之虚而入，入则由络抵经，由腑入脏。"

【凡按】

《内经》虽云"不与风寒湿气合，故不为痹。"然张景岳注："凡病寒者，不必尽由于外寒，但阳气不足，阴气有余，则寒从中生，与病相益，故为寒证。"如此，则不与风寒湿气合亦可为痹症矣。

【原文】

黄帝问于伯高曰：……今厥气客于五脏六腑，则卫气独卫其外，行于阳，不得入于阴。行于阳则阳气盛，阳气盛则阳燷陷[①]，不得入于阴，阴虚，故目不瞑。

黄帝曰：善。治之奈何？伯高曰：补其不足，泻其有余，调其虚实，以通其道[②]而去其邪，饮以半夏汤一剂，阴阳已通，其卧立至。（《灵枢·邪客篇》）

【注释】

①阳燷陷：《黄帝内经太素》、《甲乙经》均作阳燷满，可从。

②以通其道：沟通阴阳经交会的道路。

【名家论述】

张志聪："此篇论卫气于形身之外内，……卫气者，慓悍滑疾，独行于脉外，昼行于阳，夜行于阴，以司昼夜之开合，行于阳则目张而起，行于阴则目瞑而卧。如厥逆之气，客于五脏六腑，则卫气独行于外，行于阳不得入于阴，故目不瞑。愚按卫气不得入于阴则目不瞑之论，多有重见，然各有意存，学者宜体析明白。"（《灵枢集注》）

【凡按】

本节"目不瞑"证的病机，主要是阳盛于外，阴虚于内，而阳不能入于阴。半夏秫米汤功能交通阴阳，为治疗此病的有效验方。李时珍说："秫，治阳盛阴虚，夜不得眠，半夏汤中用之，取其益阴气利大肠也，大肠利则阳不盛矣。"

【原文】

脑、髓、骨、脉、胆、女子胞，此六者，地气之所生也，皆藏于阴而象于地，故藏而不泻，名之曰奇恒之府①。（《素问·五脏别论》）

【注释】

①奇恒之府：张景岳："奇，异也，恒，常也。"张志聪："六者与传化之府不同。"森立之："脑、髓、骨并为肾之所主，然其用也各异，故揭出于此。"

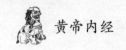

【名家论述】

李时珍："脑为元神之府，思想之原，髓为脑之本，精液之源，骨为髓之府，乃支架爪牙之根，脉为血之府，系营运周身之管道，胆为中精之府，主决断，助消化，女子胞为孕育之府。乃经、产之所出。此六者，其为用也各不同，而与其他脏腑自别，故名曰奇恒之府。"

【凡按】

脑有壳，髓有骨，所以亦称"奇恒"之府。

五、经　络

经络学说是中医理论体系的重要组成部分，是分析人体生理、病理和进行辨证论治的重要依据。《灵枢·经脉篇》说："经脉者，所以能决死生，处百病，调虚实，不可不通也。"医者必须掌握经络的理论知识，才能深求病证根源，判断阴阳气血的盛衰，推断疾病部位的浅深。经络学说不仅应用于针灸、推拿、气功，而且对内、外妇、儿各科均有指导意义。经络辨证、六经辨证，是中医辨证的重要内容。宋代窦林说："学医不知经络，开口动手便错。"诚经验有得之言。

（一）十二经脉

【原文】

夫十二经脉者，内属于脏腑，外络于肢节。（《灵枢·海论》）

【原文】

经脉流行不止，环周不休。（《素问·举痛论》）

【名家论述】

祝世讷："从新的研究思路考虑，完全可以认定：经络的结构是功能性的，是人体的一种功能性结构；经络是以功能为基础，系于、高于、统于已知解剖结构的相关功能之上的功能调节系统；是人体自我调节功能子系统。""结构的内容和形式都是功能性的，是一种'过程流'，功能一停止，结构即消失，在解剖台上不可见"。（《中医沉思录》）

【凡按】

祝氏又说，"从中医现代研究其他课题的经验教训来看，应当正视经络结构的'非解剖'或'超解剖'性质，打开思路去探寻经络的功能性结构。"是大有可为的。

【原文】

经脉者，所以能①决死生，处百病，司虚实，不可不

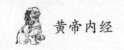

通②。(《灵枢·经脉篇》)

【注释】

①所以能：《太素》、《甲乙》、《图经》引并无"能"字。

②不可不通：郭霭眷："经脉的理论，肯定经脉有'决死生，处百病，调虚实'的作用。故不可不通。"

【名家论述】

王雪苔："经络学说在中医基础理论上占有很重要的地位。凡脏腑表象，气血流注，经穴与脏腑相关，皮之分部，筋之分经，无不以经络的联属和分野为根据。辨证定位，针灸取穴，按摩分经，中药归经，也无不依据经络的理论。无怪乎古人云：'学医不知经络，开口动手便错'。"(《经络图解》)

裘沛然："通过体表部位的诊察，可知内脏病变的部位，这是临床常用的分经辨正方法。在治疗上不仅针灸穴位，调节经气的虚实，还可治脏腑诸疾，如针足三里，可立止肠胃之痛，针足少阳胆经之阳陵泉以治胆囊疾病，可见医者对经脉理论不可不通"。

【凡按】

要把握气血运行和活动的规律，就必须研究经络。由此可知，古人早已认识到人体存在信息联络和物质运输的通道。把传输、转换信息和输送物质、能量等，从机能上概括为一体，这是一种既简化而有效的认识方法，也正是经络系统与脏腑紧密联系之处，可以"决死生，处百病"。这在理论与实践上具有较大的意义。因此，要深入研究它。

【原文】

黄帝曰：脉行之逆顺①奈何？岐伯曰：手之三阴，从脏走手；手之三阳，从手走头。足之三阳，从头走足；足之三阴，从足走腹。（《灵枢·逆顺肥瘦篇》）

【注释】

①脉行这逆顺：杨上善："脉从上身出向四肢为顺，从四肢向上身为逆也。"

【原文】

是动①则病肺胀满，膨膨而喘咳，缺盆中痛，甚则交两手而瞀②，此为臂厥③。（《灵枢·经脉篇》）

【原文】

是主肺所生病者，咳，上气喘渴④，烦心胸满；膈臂内前廉痛厥，掌中热。气盛有余，则肩背痛，风寒，汗出中风，小便数而欠⑤。气虚则肩背痛寒，少气不足以息，溺色变。（《灵枢·经脉篇》）

【注释】

①是动：张景岳："动，言变也，变则复常而为病也"。此为无形之动；宋·虞庶则认为"动"是"反常之

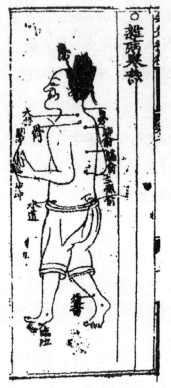

明代吴嘉言《针灸原枢》脏腑图中的杂病寒热取穴图

动也"。是为有形之动，从而也可证明《灵枢》"是动"之"动"是有形的。

②瞀：瞀音茂，指目不明而烦乱。

③臂厥：病名。臂部经气厥逆，甚则两手交叉于胸部而战。

④渴：《甲乙经》、《脉经》、均作"喝"。张景岳："渴当作喝，声粗急也。"

⑤小便数而欠：指小便频数而量少。

【名家论述】

周一谋："《阴阳十一脉灸经》晚于《足臂十一脉灸经》，而早于《灵枢·经脉篇》，这是学术界比较一致的看法。从它们之间看出了经络学说的发展和完善过程。以钜（太）阳脉为例，在经脉的走向上《阴阳》仍保留《足臂》从足走头的原貌，至《经脉》篇，膀胱足太阳之脉，则是从头走足，而且达到了'内连脏腑，外络肢节'的完善程度。尤其是在现有经脉书中，《阴阳》最早提出了

'是动'和'所生'病。(《马王堆医术考注》）按：《难经》是解释《内经》的，其《二十二难》曰："然，经言是动者气也，所生病者，血也。邪在气，气为是动；邪在血，血为所生病。"张志聪认为，是动为"病因于外"，所生病为"病因于内"。

《难经经释》："是动诸病，乃本经之病，所生病，则类推而旁及他经者。"丹波元简："是动所生，其义不明晰。"

张山雷："细绎《灵枢·经脉篇》全文，大抵各经为病，多在本经循行所过之部位，而间亦有关于本脏腑者。"

李锄："张氏不支持本经、他经之说，也不同意《难经》气血先后之说，指出《难经》是条，特分为气血两层，恐是臆见，不可拘执。但他对'是动、所生病'却未明确解释，仅作此经脉脏腑的概说，可见其治学态度之谨严。至于径以经脉病、脏腑病区分'是动、所生病'，也与经文不符。如胃经'是动'中有'欲上高而歌，弃衣而走'，肾经'是动'中有'善恐，心惕惕如人将捕之'等，并非经脉病；而各经的'所生病'中，更明显的几乎都有经脉病，也不是只限于脏腑病的。至于'病因于外''病因于内'来区分'是动、所生病'，是不切实际的。因此，前人关于'是动、所生病'的解释，不敢苟同。我认为：'是动、所生病'基本上是证候与疾病之分，前者

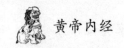

是证，后者是病，两者都包括其有关的经脉、脏腑而言。"

黄竹斋："所引经言，见《灵枢·经脉篇》，脉有'是动'谓病所发之因也；有'所生病'，谓病所成之果也。"

郭霭春："'是动'是从经气发生之病理变化而言；'所生病'系从经穴所主之病证而言，二者相辅相成，不可强分。"按："是动"、"所生病"的解释历代医家有争议，此解不离开经脉而有广泛的适应性，可谓要言不烦。

【原文】

大肠手阳明之脉，起于在指次指①之端，循指上廉，出合谷②两骨之间，上入两筋之中，循臂上廉，入肘外廉，上臑外前廉，上肩，出髃骨③之前廉，上出于柱骨之会上④，下入缺盆⑤，络肺，下膈，属大肠；其支者，从缺盆上颈，贯颊，入下齿中，还在挟口，交人中⑥，左之右，右之左，上挟鼻孔。（《灵枢·经脉篇》）

【注释】

①大指次指：指大指侧的次指，即食指、又名示指。

②合谷：穴名，在手大、次两指的岐骨间。

③髃骨：髃音于，为肩胛骨的上部，与锁骨接合处。又穴名，即肩髃穴。

③柱骨之会上：指颈椎骨之最隆起者，即第七颈椎处（大椎穴）。古称六阳皆会于督脉之大椎。故此称会。

1730

⑤缺盆：锁骨上窝，又穴名。

⑥人中：指鼻唇沟，又名水沟。在鼻之下方、唇上方的皮肤纵沟部。又穴名。

【原文】

是动则病齿痛，颈肿。（《灵枢·经脉篇》）

是主津液所生病者，目黄口干，鼽衄①，喉痹，肩前臑痛，大指次指痛不用。气有余则当脉所过者热肿，虚则寒栗不复②。（《灵枢·经脉篇》）

【注释】

①鼽衄：鼽音求，鼻流清涕。衄，鼻出血。

②寒栗不复：寒栗，发寒战抖；不复，不易回温。

【原文】

胃足阳明之脉，起于鼻，交頞中①，旁纳太阳之脉，下循鼻外，入上齿中，还出挟口环唇，下交承浆②，却循颐③后下廉，出大迎②，循颊车②，上耳前，过客主人②，循发际，至额颅；其支者，从大迎前下人迎②，循喉咙，入缺盆，下膈，属胃，络脾；其直

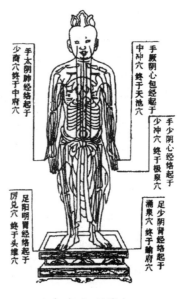

日本宫内厅藏本
《正人图》的摹本

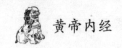
者，从缺盆下乳内廉，下挟脐，入气街④中；其支者，起于胃口⑤，下循腹里，下至气街中而合，以下髀关⑥，抵伏兔⑦，下膝膑⑧中，下循胫⑨外廉，下足跗⑩，入中指⑪内间；其支者，下廉三寸而别，下入中指外间；其支者，别跗上，入大指间，出其端。（《灵枢·经脉篇》）

【注释】

①交頞中：頞音遏，即鼻梁。交頞中，即指鼻梁的凹陷处。

②承浆：大迎、颊车、客主人、人迎均穴名。

③颐：在口角两旁腮的下部。

④气街：经络之气通行的径路。此处指腹股沟股动脉处，又气冲穴别名。

⑤胃口：此处指胃之下口幽门。

⑥髀关：在大腿前方上端的交纹处。又穴名。

⑦伏兔：大腿前方肌肉隆起部，形如兔状，故名。又穴名。

⑧膑：膝盖。

⑨胫：自膝至踵（踝）叫胫。

⑩跗：足面，即足背部。

⑪指：这里指足趾，古时足趾概用字，以下皆同。

【原文】

是动则病洒洒振寒，善呻数欠，颜黑，病至则恶人与

火，闻木音则惕然而惊，心欲动，独闭户塞牖①而处。甚则欲上高而歌，弃衣而走，贲响腹胀，是为骭厥。② （《灵枢·经脉篇》）

【原文】

脾足太阴之脉，起于大指之端，循指内侧白肉际①，过核骨②后，上内踝前廉，上踹③内，循胫骨后，交出厥阴④之前。上膝股内前廉，入腹属脾络胃，上膈，挟咽，连舌本⑤，散舌下；其支者，复从胃，别上膈，注心中。 （《灵枢·经脉篇》）

【注释】

①白肉际：又称赤白肉际，是手足内外侧阴阳面分界的地方，阳面赤色，阴面白色。

②核骨：足大趾本节后凸出圆面（第一趾关节处），形如半圆果核，故名核骨。

③踹：音揣，在此应作腨，即俗称小腿肚。

④厥阴：此处指足厥阴经。

⑤舌本：即舌根。

【原文】

是动则病舌本强，食则呕，胃脘痛，腹胀善噫，得后与气①，则快然如②衰，身体皆重。 （《灵枢·经脉篇》）

是主脾所生病者，舌本痛，体不能动摇，食不下，烦心，心下急痛，溏、瘕、泄③、水闭，黄疸，不能卧。强

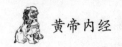

立，股膝内肿④厥，足大指不用。(《灵枢·经脉篇》)

【注释】

①得后与气：指得大便与矢气。

②如：《伤寒论》成注引并作"而"。

③瘕、泄：指痢疾而言。

④肿：《甲乙经》作"肿痛"二字。

【原文】

心手少阴之脉，起于心中，出属心系①，下膈络小肠；其支者，从心系上挟咽，系目系②，其直者，复从心系却上肺，下出腋下，下循臑内后廉，行手太阴心主③之后，下肘内，循臂内后廉，抵掌后锐骨④之端，入掌内后廉，循小指之内出其端。(《灵枢·经脉篇》)

【注释】

①心系：张景岳："心当五椎之下，其系有五，上系连肺，肺下系心，心下三系联脾肝肾，故心连五脏之气，而为之主。"说明心系为由心至其他脏器的联系脉络，约即心上之大血管。

②目系：眼球内连于脑的脉络，可能包括神经及出入眼球之血管。

③手太阴心主：指手太阴经与手厥阴经。

④锐骨：掌后小指侧高骨，即尺骨茎突。亦作兑骨。

【原文】

是动则病嗌干心痛，渴而欲饮，是为臂厥。(《灵枢·经脉篇》)

【原文】

是主心所生病者，目黄胁①痛，膈臂内后廉痛厥，掌中热痛。(《灵枢·经脉篇》)

【注释】

①胁：《甲乙》卷二第一上、《千金》卷十三第一此下有"满"字。

【原文】

小肠手在阳之脉，起于小指之端，循手外侧上腕，出踝①中，直上循臂骨下廉，出肘内侧两筋之间，上循臑外后廉，出肩解②，绕肩胛，交肩上，入缺盆，络心，循咽下隔，抵胃属小肠，其支者，从缺盆循颈上颊，至目锐眦③，却入耳中；其支者，别颊上䪼④抵鼻，至目内眦⑤，斜络于颧⑥。(《灵枢。经脉篇》)

【注释】

①踝：此指手腕后小指侧的高骨，义与髁通。

②肩解：肩后骨缝，即肩关节部。

③目锐眦：眼外角。

④䪼：䪼音拙，眼眶的下方，包括颧骨内连及上牙床

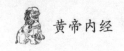

的部位。

⑤目内眦：即内角。

⑥颧：颧音权，眼下腮上隆起的部位。

【原文】

膀胱足太阳之脉，起于目内眦，上额，交巅①；其支者，从巅至耳上角；其直者，从巅入络脑，还出别下项，循肩髆②内，挟脊，抵腰中，入循膂③，络肾，属膀胱；其支者，从腰中下挟脊，贯臀④，入腘⑤中；其支者，从髆内左右，别下，贯胛，挟脊内，过髀枢⑥，循髀外，从后廉，下合腘中，以下贯踹⑦内，出外踝之后，循京骨⑧，至小指外侧。（《灵枢·经脉篇》）

【注释】

①巅：指头顶正中最高处。

②肩髆：髆音搏，指肩胛骨部位。

③膂：膂音旅，此指背部挟脊两侧的肌肉。

④臀：臀音豚，指荐骨下部两侧坐骨部分。

⑤腘：腘音国，腿弯部。

⑥髀枢：髀章俾，即大腿骨上端，与髋骨相接之处，今称为环跳部分，又称大转子。

⑦踹：踹音段，即脚跟。

⑧京骨：足小趾本节后外侧突出之半圆骨。又穴位名。

【原文】

是动则病冲头痛，目似脱，项如拔，脊痛，腰似折，髀不可以曲，腘如结，踹如裂，是为踝厥。(《灵枢·经脉篇》)

【原文】

是主筋所生病者，痔、疟、狂、癫疾，头囱项痛，目黄，泪出，衄血，项背腰尻①腘踹脚皆痛，小指不用。(《灵枢·经脉篇》)

【注释】

①尻：尾骶骨部的通称。

【原文】

肾足少阴之脉，起于小指之下，邪①走②足心，出于然谷③之下，循内踝之后，别入跟中，以上踹内，出腘内廉，上股内后廉，贯脊，属肾，络膀胱；其直者，从肾上贯肝膈④，入肺中，循喉咙，挟舌本；其支者，从肺出络心，注胸中。(《灵枢·经脉篇》)

【注释】

①邪：音义同斜。经络斜行曰"斜"。

②走：音义同趋。直向其处曰"趋"。

③然谷：经穴名，位于足内侧缘，内踝前下方，舟骨结节下方的凹陷处。

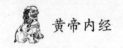

④膈：音格，横膈膜。

【原文】

是主肾所生病者，口热舌干，咽肿上气，嗌干及痛，烦心心痛，黄疸，肠澼，脊股内后廉痛，痿厥嗜卧，足下热而痛。（《灵枢·经脉篇》）

【原文】

是动则病手心热，臂肘挛急，腋肿，甚则胸胁支满，心中憺憺大动，面赤目黄，喜笑不休。（《灵枢·经脉篇》）

【原文】

是主脉所生病者，烦心，心痛，掌中热。（《灵枢·经脉篇》）

【原文】

三焦手少阳之脉，起于小指次指之端，上出两指之间，循手表腕①，出臂外两骨之间，上贯肘，循外，上肩，而交出足少阳之后，入缺盆，布膻中②，散落③心包，下膈，循属三焦；其支者，从膻中②上出缺盆，上项，系耳后直上，出耳上角，以屈下颊④至𬌗⑤；其支者，从耳后入耳中，出走耳前，过客主人前⑥，交颊，至目锐眦⑦。（《灵枢·经脉篇》）

【注释】

①手表腕：即手与腕的表面。薛生白更进一步指出，

手表腕为手表之腕阳池穴。

②膻中：指两乳之间正中部位。又经穴名。

③落：即"络"之借字。

④颊：《甲乙》、《脉经》、《千金》均作'额"《十四经发挥》手少阳三焦经之图，所画之循行路线亦如此，因此作"额"为是。

⑤頔：音拙与准通，"汉高祖，隆出页（准）龙颜。"（《中文大辞典》）

⑥客主人：即"上关穴"，在耳前起骨开口处。

⑦锐眦：即眼外角，又经穴名。

【原文】

是动则病耳聋浑浑焞焞①，嗌肿喉痹。（《灵枢·经脉篇》）

【注释】

①浑浑焞焞：焞应作淳，形容听觉模糊不清，耳内出现轰轰的响声。

【原文】

胆足少阳之脉，起于目锐眦，上抵头角，下耳后循颈行手少阳之前，至肩上，却交出

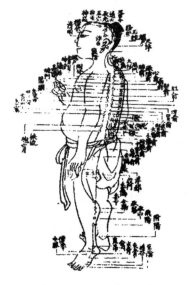

《十四经发挥》图中的足太阳膀胱经之图

1739

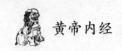

手少阳之后，入缺盆；其支者，从耳后入耳中，出走耳前，至目锐眦后；其支者，别锐眦，下大迎，合于手少阳，抵于頔，下加颊车，下颈合缺盆以下胸中，贯膈络肝属胆，循胁里，出气街，绕毛际①，横入髀厌②中；其直者，从缺盆下腋，循胸过季胁③，下合髀厌中，以下循髀阳④，出膝外廉，入外辅骨⑤入前，直下抵绝骨⑥之端，下出外踝之前，循足跗上，入小指次指之间；其支者，别跗上，入大指之间，循大指歧骨内出其端，还贯爪甲，出三毛⑦。（《灵枢·经脉篇》）

【注释】

①绕毛际：阴毛分布之处。

②髀厌：即髋关节部，俗称大转子骨。

③季胁：胸胁下两侧的软肋部，亦称季肋，相当于11、12肋骨部分。

④髀阳：髀关节的外侧相当于股骨大转子的部位。按文中所指，即股（大腿）外侧。

⑤辅骨：骨名。指膝傍由股骨下端的内外上踝和胫骨上端的内外侧髁组成的突骨。

⑥绝骨：穴名，位于小腿前外侧，外踝上3寸，腓骨前缘下腓骨长肌腱间。

⑦三毛：足大趾爪甲后二节横纹前。

【原文】

是动则病口苦，善太息，心胁痛不能转侧，甚则面微

有尘^①，体无膏泽，足外反热，是为阳厥^②。（《灵枢·经脉篇》）

【原文】

是主骨所生病者^③，头痛，颌痛，目锐眦痛，缺盆中肿痛，腋下肿，马刀侠瘿^④，汗出振寒，疟，胸胁肋髀膝外至胫绝骨外髁^⑤前及诸节皆痛，小指次指不用。（《灵枢·经脉篇》）

【注释】

①面微有尘：形容面色灰暗，象有尘土一样。

⑦阳厥：指足少阳之气厥逆为病。

③是主骨所生病者：张倬："肝主筋，胆为肝之府，故亦主之，世本作是主骨所生病者，误。"

④马刀侠瘿：系指瘰疬。生于腋下的叫马刀；生于颈部的叫侠瘿。

⑤髁：《古今医统》作踝。宜从。

【原文】

肝足厥阴之脉，起于大指丛毛^①之际，上循足跗上廉，去内踝一寸，上踝八寸，交出太阴之后，上腘内廉，循阴股^②，入毛中，过阴器^③，抵少腹，挟胃属肝络胆，上贯膈，布胁肋，循喉咙之后，上入颃颡^④，连目系^⑤，上出额，与督脉会于巅；其支者，从目系下颊里，环唇内；其支者，复从肝别贯膈，上注肺。（《灵枢·经脉篇》）

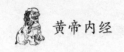

【注释】

①丛毛：足大趾二节后方横纹处，颇多毛，故名丛毛。

②阴股：股内侧。

③过阴器：《甲乙经》作环阴器。阴器，指外生殖器。

④颃颡：音杭嗓，指咽后壁上的后鼻道，是人体与外界进行气体交换的必经通路。即软腭后鼻咽腔部。

⑤目系：眼球内连于脑的脉络。

【原文】

是动则病腰痛不可俯仰，丈夫㿉疝①，妇人少腹肿，甚则嗌干，面尘脱色。（《灵枢·经脉篇》）

【原文】

是主肝所生病者，胸满呕逆飧泄②，狐疝③遗溺闭癃。（《灵枢·经脉篇》）

【注释】

①㿉疝：疝气病的一种，症见睾丸肿痛下坠，㿉亦作㿉。

②飧泄：飧音孙，飧泄，症见大便稀薄、完谷不化。

③狐疝：疝气病的一种，症见阴囊胀痛，时大时小，时上时下。

【原文】

为此诸病，盛则泻之，虚则补之，热则疾之，寒则留

之，陷下则灸之，不盛不虚，以经取之。(《灵枢·经脉篇》)

【名家论述】

朱汝功："陆瘦燕对'盛则泻之，虚则补之'，用科学实验手段研究极深。他常用的迎随补泻法，用以治心绞痛而脉伏，针'内关'首先针尖向上（迎），用补的手法而脉出，继则针尖向下（随），用泻的手法而痛止。又如常见的'肝病传脾'，治以疏肝健脾，通腑逐垢，手法：提插捻转补泻法留针20分钟。取肝经荥穴'行间'慢按紧提泻之，以泻肝木有余之气；再取脾经荥穴'大都'紧按慢提补之，以治其脾虚；佐补胃募'中脘'，健运中州之气，开郁解闷；取大肠募穴'天枢'，运用捻转泻法，以通腑气而化积滞。遂使阴阳平衡而收速效"。按：此在《灵枢》补泻手法中尝鼎一脔，一隅可以三反也。

【凡按】

十二经脉为病，共同的治疗方法是：属实的要用泻法，属虚的要用补法，属热的要用速刺法，属寒的要用留针法，阳气内衰而脉虚下陷不起的要用灸法，不实不虚的从本经取治。调节人体阴阳，使之恢复平衡，重要的是辨析机体偏离正常状态的方向，是虚还是实，是寒还是热，是太过还是不及等等。然后采取相应的措施，促使机体发生与偏离方向相反的运动，以最后恢复阴阳平衡为宗旨。

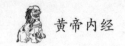

从辨证的角度看，补虚泻实是调阴与阳的一种具体措施。调节阴阳这种方法的一个很大优点，是可以不考虑机体偏离正常状态的实体性原因，不细究在偏离过程中和在纠正过程中机体内部发生了怎样的具体变化，只要弄清楚治疗手段与机体证候变化方向的关系就行了。调阴与阳是负反馈调节的一种朴素形态，它不限于针灸，于中医学各种治疗方法都必须遵循这一基本原则。

从而说明每个症候不是疾病本身，而是机体动员起来对抗致病因素的防卫机制反应，是机体借以重新获得其失去的平衡，恢复其内在环境稳定的手段。为了帮助机体重新建立秩序，医生应该帮助和强化这些反应，而不抑制它们。

【原文】

营气之道，内谷为宝①。谷入于胃，乃传之肺，流溢于中，布散于外，精专者行于经隧②，常营无已，终而复始，是谓天地之纪③。故气从太阴出，注④手阳明，上行至面注足阳明，下行至跗上，注大指间，与太阴合，上行抵脾。从脾注心中，循手少阴，出腋下臂，注小指之端，合手太阳，上乘腋出䫸内，注目内眦，上巅下项，合足太阳，循脊下尻⑤下行注小指之端，循足心注足少阴，上行注肾，从肾注心，外散于胸中。循心主脉，出腋下臂，出两筋之间，入掌中，出中指之端，还注小指次指之端，合手少阳，上行注膻中，散于三焦，从三焦注胆，出胁注足少阳，下行至跗上，复出跗注大指间，合足厥阴，上行至肝，从肝上注肺。（《灵枢·营气篇》）

【注释】

①内谷为宝：内，音义同纳。内谷就是进饮食的意思。

②精专者行于经隧：意谓饮食精微中纯而清的精粹部分。经隧，指经脉。

③天地之纪：在此可理解为自然规律。

④注：含有传注、流注、转输的意义。

⑤尻：音考，尾骨、臀部。

【名家论述】

傅景华："'经络'是一种生命活动现象，而不是一种具体的'物质结构'。十二经脉，奇经八脉等均为生命信息传递以及生命活动联系过程中出现的各种生命运动方式。这一生命活动现象尽管与所有的生命物质有关，但不是一种具体的'物质'。而且只有在生命活动过程中这一现象才存在，离开人的生命活动过程，在显微镜和实验室里很难找到一个拥有具体形态和结构的'经络'。经络和输穴的活动相近于一种概率现象。如在生命信息的运行机制中，那些活动的密集反映部位就可能表现为经络和输穴现象。经络、输穴和体表部位的相对特异性便决定了诊察

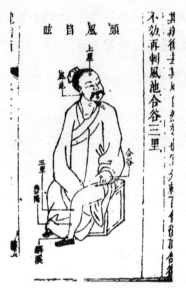

眩目风头

上星

凤池

合谷

三里

三阴交

悬钟

不劲再刺凤池合谷三里

其羽但止其…（侧栏竖排文字）

明代傅仁字《审视瑶函》眼科针方图中的头风目眩取穴图

和治疗的相对特异性。'内景隧道，惟返观者能照察之'，经络和输穴的发现，是入静状态下自在意识对生命活动的体验和领悟，而不是劳动人民在生产活动中被石块刺伤后的经验和总结。"

【凡按】

《内经》指出，不同脏腑发生病变会在相应的经脉循行部位，呈现出一定的病态反应。例如肝病常见胁肋疼痛，疝气、癃闭。又例如现代医学所说的白塞氏综合征（眼、口、外生殖器粘膜溃疡），只能描述这样一种现象，都无法说明这些溃疡之间有什么联系，经脉学说中的"肝经"循行，却将三处联为一体。并因这些部位均隶属于"肝"，故可以容易确立相应治则。心病常见胸闷痛、气短、肩背胀，例如心区疼痛沿着心经路线向上肢尺侧放射。脾病常见腹胀体重，肺病常见胸满、咳喘、臂酸，肾病常见目如无所见、腰膝痛瘘，胃痛针足三里而立即缓解，如 S_1 型坐骨神经痛沿着膀胱经循行路线放射等等。这些症状发生的部位都是该脏所属经脉经过的地方。因此又可依据经络的作用，进一步推求病因的性质，病变的类型和机制。所以《灵枢·卫气篇》云："能别阴阳十二经者，知病之所生。"宜参考《难经·十六难》："然，是其病有内外证"诸条。

十二正经之外，还有十二经别和十二经筋。十二经别是十二经别出的延伸部分，十二经筋是分布于机体表层筋肉的十二条通络，同样以手足三阴三阳分类，并与同名的十二正经有一定的对应关系。络脉是有别络、孙络、大络、浮络等的分别，它们与经脉组成一个密布周身，通达上下、渗贯表里的网络，把脏、腑、肌肉、四肢、九窍、百骸、皮毛所有组织器官缀成一个统一整体。

凡十二经脉及奇经八脉所反映出来的病证，需辨证用药者，均散见于本书下篇——类证系方。

（二）奇经八脉

【原文】

任脉者，起于中极之下①，以上毛际，循腹里，上关元，至咽喉，上颐循面入目②。冲脉者，起于气街③，并少阴之经④，侠脐上行，至胸中而散。……督脉者，起于少腹以下骨中央⑤。女子入系廷孔⑥，其孔，溺孔之端也。其络循阴器合篡间⑦……。（《素问·骨空论》）

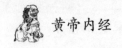 黄帝内经

【注释】

①中极之下：张景岳："中极，任脉穴名，在曲骨上一寸，中极之下，即胞宫之所。任冲督三脉皆起于胞宫而出于会阴之间。"

②上颐循面入目：新校正云：按《难经》、《甲乙经》无上颐循面入目六字。

③起于气街：高士宗："气街乃腹气之街，脐左右脉之处。"张志聪："气街即气冲，系足阳明经穴，在少腹毛中间两旁各二寸，横骨之两端。"张景岳："起，言脉外之所起，非发之谓也。"

④并少阴之经：丹波元简："按虞庶云：《素问》曰：并足少阴之经《难经》却言并足阳阴之经。"李时珍云："足阳明，去腹中行二寸。少阴，去腹中行五分，冲脉行于二经之间也。"其注为是。

⑤骨中央：张志聪注："下骨中央，毛际下横骨骨之中央也。"

⑥廷孔：张志聪："廷孔，阴户也，尿孔之端，妇人之产门也。"

⑦篡间：篡，《太素》、《甲乙》并作"篡"是，《文选·笙赋》注"篡"聚貌，谓肛门皮肤相聚外，《千金方》"若下重不收，篡反出"，即后世谓"脱肛翻花"。（《黄帝内经素问校注》）

1748

【名家论述】

凌耀星："奇经八脉"的名称，首见于《难经》。在《内经》中有关于任、冲督等八条经脉的论述，散见于《灵枢·五音五味篇》、《素问·骨空论》等文中。《难经》却把任脉、督脉等八条经脉集中归纳，总称之曰"奇经八脉"，并指出其不同于十二经脉的功能特点。

六、诊　法

日医高阶枳园说："诊病有四因、六证、十二候、三诊、七视。四因者谓外因，内因，内外别因，内外合因。六证者，初中终，顺险逆。十二候者，谓寒、热、虚、实、浅、深、缓、急、平、间、常、变。三诊者，谓持脉、按腹、审禀。七视者，谓问源、寻证、望色、观形、听声、嗅气、谛习。盖此五法三十二则，乃和汉往圣先贤之遗训，而吾门之所历验，苟审诊视察病源证候者，不可不精密焉。"此说与《难经·六十一难》"神圣工巧"之论相得益彰。邓铁涛：中医有一个独特的认识疾病的理论体系，"四诊"就是其中的一个组成部分，把它批判地继承下来，这是创造我国统一的新医药学所不可缺少的。

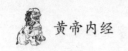

（一）望　诊

1. 五色吉凶

【原文】

夫精明①五色者，气之华也。赤欲如白裹朱②，不欲如赭③；如欲如鹅羽，不欲如盐；青欲如苍璧之泽，不欲如蓝；黄欲如罗裹雄黄，不欲如黄土；黑欲如重漆色，不欲如地苍④。五色精微象⑤见矣，其寿不久也。（《素问·脉要精微论》）

【注释】

①精明：姚止庵：“精明以目言，五色以面言，言目之光彩精明，面之五色各正，乃元气充足，精华发现于外也。”

②白裹朱：马莳：“白当作帛”。以帛裹朱，隐然红润而不外露之象。

③不欲如赭：赭，赭石也。不应象赭石那样，色赤带紫，没有光泽。

④地苍：《太素》卷十杂诊作“炭也，一曰地青。”形容色青黑晦暗而无光泽。张景岳：“地之苍黑，枯暗如尘。”

⑤精微象：张景岳：“五脏六腑之精气，皆上注于目，而为之精，故精聚则神全。若微颠倒错乱，是精衰而神散

矣，岂久安之兆哉。"吴昆注："精微象见，言真元精微之气，化作色相，毕现于外更无藏蓄，是真气脱也，故寿不久。"

【名家论述】

孙曾祺："两目的精明和面部的五色，都是内脏精气发出来的一种光华。'夫精明五色者，气之华也。'形象地说明了眼神和面色是人体气血精华的集中表现。"

【凡按】

《内经》论述了色之顺逆与神之盛衰的密切关系。指出色现润泽为有神，枯晦为失神。清·喻嘉言说："察色之妙，全在察神。血以养气，气以养神，病则交病。失睡之人，神有饥色。丧亡之子，神有呆色，气索而神自失养耳。"（《医门法律》）察色全在察神，此话值得玩味。清·俞根初："望形察色，辨舌诊神在乎识；选药制方，定量加减在乎胆。"此要语不烦。

【原文】

故色见青如草兹①者死，黄如枳实者死，黑如炲②者死，赤如衃血③者死，白如枯骨者死，此五色之见死也。青如翠④羽者生，赤如鸡冠⑤者生，黄如蟹腹⑥者生，白如豕膏⑦者生，黑如乌⑧羽者生，此五色之见生也。生于心，如以缟裹朱⑨；生于肺，如以缟裹红绀⑪；生于脾，如以缟裹栝楼实⑫；生于肾，如以缟裹紫⑬。此五脏所生之外

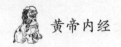

荣⑭也。（《素问·五脏生成篇》）

【注释】

①草兹：之兹，应作"兹"，"兹"形近易误。（《说文·玄部》。）一黑也，一般说草色青青象征草的丰茂，如果草色黑了那是草的生命将尽，所以经文说是死色这是很清楚的。可知"兹"误为"兹"的由来已久。（《新医林改错》）

②黑如炲：即烟熏尘土，其色黑暗枯黄。

③赤如衃血：高士宗："衃，凝聚之血，赤兼黑也。"

④青如翠：《说文》："翠，青羽雀也"。翠鸟名，羽毛呈青色而有光泽。

⑤赤如鸡冠："赤而鲜明，如鸡冠也。"即赤而鲜红光润。

⑥黄如蟹腹：螃蟹之腹，色微黄而润。

⑦白如豕膏：豕即猪，膏，即油。豕膏，即猪板油，其色白光滑润泽。

⑧黑如乌羽：乌，鸟名，即乌鸦，其羽毛乌黑而光泽。

⑨如以缟裹朱：缟，白色之绢；朱，深红色，以缟裹朱为白里透红，既有光泽而又含蓄不露。故张景岳云："以缟裹物者，谓外皆白净而五色隐然于内见也。"

⑩缟裹红：红，指浅红，或称粉红，其色浅淡。缟裹

红，即白色而带淡红，润泽光亮。

⑪缟裹绀：《说文》："绀，帛深青扬赤色。"绀，即深青含赤色之丝织品；缟裹绀，指色青紫而光泽。

⑫栝楼实：中药名，果实成熟时其色黄而润泽有光。以缟裹之，则白色中隐现有黄红而光泽。

⑬缟裹紫：紫，黑而兼红之色。缟裹之，其色黑红明亮。

⑭外荣：荣，就是丰彩美观的意思。外荣，言脏气充盛于内，荣光焕发于外的意思。张景岳："凡此皆五脏所生之正色，盖以气足于中，而后色荣于外者若此。"

【名家论述】

赵棣华："观五色而知脏病，观五色而知生死。这种朴素的唯物辩证，观察体表与内脏的生理、病理学的关系，成为中医临床上'从内知外，从外测内'的理论根据。"

【凡按】

望诊察色，在《内经》中主要指诊察面部五色和光泽的变化。由于五色根源于五脏，所以观其面部色泽，即可判断其内脏的盛衰。本篇分别用常色、病色、死色三种情况来说明病情之轻重和预后吉凶。且人体的筋、骨、脉、毛、发、色泽等，都是内脏与体表相互适应的征象。正如文中指出：心者"其华在面，其充在血脉"，肺者"其华

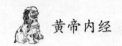

在毛，其充在皮"；脾者"其华在唇四白，其充在肌"，肝者"其华在爪，其充在筋"，肾者"其华在发，其充在骨。"说明五华五体连属五脏，此即脏居于内，形见于外的表现。因此，五华为五脏精华外现的地方，是五脏活动表现于外的现象，可推断出五脏气血的病变，在中医诊断上是有一定的意义的。

2. 五色部位

【原文】

明堂者鼻也，阙者眉间也，庭者颜也，蕃者颊侧也，蔽者耳门也，其间欲方大，去之十步，皆见于外，如是者寿必中百岁。

雷公曰：五官之辨奈何？黄帝曰：明堂骨高以起，平以直，五脏次于中央，六腑挟其两侧，首面上于阙庭，王宫在于下极，五脏安于胸中，真色以致，病色不见，明堂润泽以清……五色之见也，各出其色部。部骨陷①者，必不免于病矣。其色部乘袭者②，虽病其，不死矣。雷公曰：五官具五色何也？黄帝曰：青黑为痛，黄赤为热，白为寒。(《灵枢·五色篇》)

【注释】

①部骨陷：部，是指五脏所分布在面部的各个部位。骨陷，是指该部所出现的病色，有深陷入骨的征象。

②乘袭者：在此指母子相承，即母之部见子之色。张

志聪："承（乘）袭者，谓子袭母气也。如心部见黄，肝部见赤，肺部见黑，肾部见青，此子之气色，承（乘）袭于母部。"

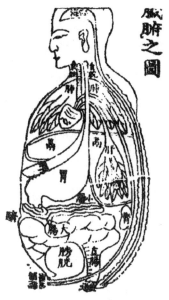

明代杨继洲《针灸大成》中的侧人脏腑之图

【名家论述】

郭霭春："本条主要是对于以五色观察疾病的问题加以阐明，因而叙述了五色的部位、主病以及观察方法，并说明根据面部色泽的变化，可以推测脏腑疾病的浅深。所以说'审察泽夭，谓之良工'。"

【凡按】

古人通过临床而得出的经验："青色"与"黑色"多属寒症痛症，因为寒性凝滞的作用；黄色与赤色多属湿症与热症，湿热相蒸就会出现黄色；热则血络充盈，就会出现红色；白色为寒，寒性收引，血络收缩，往往出现白色。临证须与脱血亡津之白色相鉴别。

【原文】

庭①者，首面也；阙上②者，咽喉也；阙中③者，肺也；下极者，心也；直下④者，肝也；肝左右，胆也；

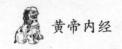

下⑤者，脾也；方上⑥者，胃也；中央⑦者，大肠也；挟大肠者，肾也；当肾者，脐也；面王以上者，小肠也；面王⑧以下者，膀胱子处也；颧者，肩也；颧后者，臂也；臂下者，手也；目内眦上者，膺乳也；挟绳而上⑨者，背也；循牙车⑩以下者，股也；中央者，膝也；膝以下者，胫也；当胫以下者，足也；巨分⑪者，股里也；巨屈⑫者，膝膑也。此五脏六腑肢节之部也。（《灵枢·五色篇》）

【注释】

①庭：《甲乙》卷一第十五作"颜"。

②阙上：《甲乙经》作"眉间以上"。

③阙中：《甲乙经》作"眉间以中"。

④直下：应肝，指鼻柱部位。

⑤下：指肝之下。亦即鼻之准头部位应脾。

⑥方上：指鼻准头的两旁处，即迎香略上方。

⑦中央：即面之中央，谓迎香之外，颧骨之下，大肠之应也。

⑧面王：即鼻尖部。

⑨挟绳而上：绳，指耳边部位。耳边如绳突起，故曰绳。"挟"是近也。

⑩牙车：即牙床，颊车穴部位。

⑪巨分：巨，大也。巨分，指上下牙床大分处。

⑫巨屈：在颊下的曲骨部。

【名家论述】

孟庆云："全息藏象学说在理论上打破了部分整体之间的绝对界限，揭示了生物体的统一性，不仅可以解释一些诊疗方法的原理，针刺麻醉的机理，发现新穴位等，而且在方法论上它提出了局部反映整体和整体最优的特性，这都和现代一般系统论的思想相符合，这对生命和自然界构造的辩证统一，有了更深一层的认识。"（《中医理论渊薮》）

【凡按】

五脏面部全息图，在《内经》提出以后，不断得到发展和充实，包括眼的五轮学说、八廓学说、寸口脉学说等。

其次，全息藏象学说丰富中医治疗学的方法，如面针疗法、鼻针疗法、耳针疗法、小儿推拿疗法等。除这些特定疗法之外，还可以按全息藏象学说原理，如某一部或脏腑的疾病，可以通过治疗另外部位来解决。全身疾病，可以通过局部治疗得到调整。如《内经》"上病下取，下病上取，中病旁取"之类，而收到整体调节之效。

【原文】

雷公曰：以色言病之间甚奈何？黄帝曰：其色粗以明①，沉夭②者为甚，其色上行者病益甚，其色下行如云彻散者病方已。五色各有脏部，有外部，有内部也。色从外部走内部者，其病从外走内；其色从内走外者，其病从

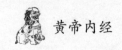

内走外。病生于内者，先治其阴，后治其阳，反者益甚；其病生于阳者，先治其外，后治其内，反者益甚。(《灵枢·五色篇》)

【注释】

①色粗以明：粗，此作明显讲。色粗以明，即面部的颜色显而明。

②沉夭：沉滞晦暗的意思。

【凡按】

如何从色泽的表现，来判断疾病的轻重？病人面色明润的为病轻，晦滞的为病重；色上行的如黑色出于天庭病势严重；色下行的如天庭的黑色消散不见，为疾病将愈的现象。五色见于面部，分别现于脏腑所属的部位，有外部（属六腑），有内部（属五脏）。病色从外部走向内部的，为病邪从表里入；病邪从内部走向外部的，为病邪从里出表。病从内生的，当先治其内，后治其外，病从外生的，先治其外，后治其内。内外表里颠倒误治，会引邪深入加重病情。

然而，《灵·素》论脉，以胃气为本，望色以润泽为本。凡诊脉有胃气者生，无胃者死。凡望色润泽者生，沉夭者死。脉以胃气为本，色以润泽为本，法异而理同。

3. 见微知著

【原文】

雷公曰：小子闻风者，百病之始也；厥逆者，塞湿之①起也，别之奈何？黄帝曰：常候阙中，薄泽②为风，冲浊③为痹，在地为厥，此其常也，各以其色言其病。（《灵枢·五色篇》）

【注释】

①寒湿之：《灵枢经》校勘本云：此后应据《甲乙》补所字。

②薄泽：与浮泽同，指色浮浅而光泽。

③冲浊：冲是深的意思，浊是浑浊不表。冲浊即色深沉而混浊的意思。

【名家论述】

孙曾祺："'各以其色言其病。'夫五色合五行，内合五脏。人体'十二经脉，三百六十五络，其气血皆上于面，而走空窍。'（《灵枢·邪气脏腑病形》），五脏的精气都要上注于面，所以察面部五色可以测知五脏精气的盛衰。'有诸内，必形诸外'，'察外知内'，这是五色诊的理论依据。"

【凡按】

许多病的开始，多由风邪引起；厥逆病变，多由寒湿

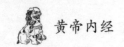

引起。如何从面色上鉴别？在通常情况下，观察两眉间的气色变化，色泽浮薄而光泽的，是风病；沉浊而晦暗的为痹病。若沉浊晦暗的颜色出现在地阁（颏之别名）部位（环唇乌紫），为厥逆病。这是根据面色的不同来判断疾病的一般方法。

【原文】

雷公曰：人不病卒①死，何以知之？黄帝曰：大气②入于脏腑者，不病而卒死矣。雷公曰：病小愈而卒死者，何以知之？黄帝曰：赤色出两颧，大如母指③者，病虽小愈，必卒死。黑色出于庭，大如母指，必不病而卒死。（《灵枢·五色篇》）

① "卒"：音足，死，突然死亡。

② "大气"：大邪之气，指极峻厉的病邪言。张景岳："大气，大邪之气也。大邪入者，未有不由元气大虚而后邪得袭之，故致卒死。"

③ "大如母指"：母指即大指，形容搏聚成块的病色，常见于肺结核病。

【名家论述】

华元化："凡人五脏六腑，荣卫关窍，宜平生气血顺度，循环无终，是为不病之本。若有缺绝，则祸必至矣。要在临病之时，存神内想，息气内观，心不妄视，著意精察，方能通神明，探幽微，断死决生，千无一误。死之征兆：如面色望之如青，近则如黑者死。张口如鱼，出气不返者死。妄语错乱及不能语者死。面目直视者死。舌卷卵缩者死。汗出不流者死。目眶陷者死。精神恍惚，撮空裂衣者死"。(《中藏经》)

孙光荣："有诸内必形诸外，故见外可以知内，察声色形证以决死生，永不失为医者必知之法。"

【凡按】

本节经文指出在色诊中出现的几种会突然死亡的病象，

《十四经发挥》图中的手太阴小肠经之图

尤其是《中藏经》所述死证更接近于现实，这是古人临床实践得出来的宝贵经验。对大气入脏腑而卒死一节，近代医家如张锡纯有所发挥。他说："夫人之膈上，心肺皆脏，无所谓腑也。经既统言脏腑，指膈下脏腑可知，如膈上之大气，入于膈下之脏腑，非下陷乎？无气包举肺外以鼓动合辟之机，则呼吸顿停，所以不病而猝死也。"因制"升陷汤"三方，可作为学习这段经文理论联系实际的参考。(《衷中参西录》)

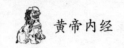

推之于"头倾视深"元气下陷也。心脏性喘息，宗气下陷也内脏脱垂，中气下陷也。李东垣、张锡纯用益气升陷法，即《内经》大气以举之的原理。

【原文】

沉浊为内，浮泽为外，黄赤为风，青黑为痛，白为寒，黄而膏润为脓，赤甚者为血，痛甚为挛，寒甚为皮不仁。五色各见其部，察其浮沉，以知浅深，察其泽夭，以观成败，察其散抟①，以知远近，视色上下，以知病处，积神于心。以知往今。故相气不微，不知是非，属意勿去，乃知新故。色明不粗，沉夭为甚；不明不泽，其病不甚。其色散，驹驹然②，未有聚；其病散而气痛，聚未成也。（《灵枢·五色篇》）

【注释】

①抟：音义同团，聚结不散的意思。

②驹驹然：驹，幼马，奔驰无定，驹驹然，是形容病色如驹无定，乃散而不聚之象。

【名家论述】

孙曾祺："五脏的脏真之气内充，五色的表现应含而不露，隐然内现。若五脏之色尽露于外而不含蓄（如高血压之颜如渥丹，肺结核的颧如红桃），亦为脏真之气衰竭于内的危象。从五色之善恶，可以诊断疾病的变化，'测其泽夭，以观成败'，这是望诊中的重点。"

【凡按】

"黄赤为风，青黑为痛，白为寒"，此病态之常色也。欲知常色，必先知常色之变，欲知常色之变，必先知常色变中之变。何则？饮酒者脉满络充，故目红息粗而色赤；肝浮胆横，故趾高气扬而色青，奔走于风雪中者寒侵肌肤，故色青紫而闭塞；奔走于暑日中者，热袭皮肤，故色赤而浮散；恐惧者精神荡悍而不收，故色脱而面白。此皆常色变中之变，知其常色变中之变，可以诊其病色变中之变。即所谓"积神于心，以知往今"是也。

【原文】

女子色在于面王，为膀胱之处①之病，散为痛，抟为聚，方圆左右，各如其色形。（《灵枢·五色篇》）

【注释】

①子处：即女子的"子宫"反映在面部者。

【凡按】

《难经·六十一难》云："望而知之谓之神"，即"望其五色以知其病。然而，望整个面色不难，但在整个面色中察其局部之异，如"膀胱子处（宫）色明润光泽主妊娠之诊，我省名老中医谭礼初曾验证二例。一例早孕，形容枯瘦，医作膨胀治，独即膀胱子处润泽，谭老断为妊娠，届期产一女孩。"又一例贺氏××分娩一男孩后，腹

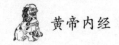
部仍然隆起，众说纷纭，谭老视其膀胱子处色润泽，形神相合，还有一胎，果然二十余天后，顺产一男。

又"小便淋闭，鼻头色黄"……非留神诊察者不易审知。如鼻梁部皮肤出现红花斑块病损，高起皮肤面，并向两侧面颊部扩展，见于系统性红斑性狼疮，中医谓之"日晒疮"，与蛔虫病的白色蝴蝶斑恰成对照。

4. 外象内应

【原文】

肝热病者，左颊先赤①。心热病者，颜先赤②。脾热病者，鼻先赤③。肺热病者，右颊先赤④。肾热病者，颐先赤⑤。（《素问·刺热篇》）

【注释】

①左颊先赤：高士宗："热，赤，火色也。肝木居左，故肝热病者，左颊先赤。"

②颜先赤：高士宗："心火居上，故心热病者，颜先赤。"

③鼻先赤：王冰："脾气合土，土王于中，鼻处面中，故占鼻也。"

④右颊先赤：王冰："肺气合金，金气应秋，南面正理之，是其右颊也。"

⑤颐先赤：张志聪："腮下谓之颐，肾属水，而居北方，故颐先赤。"

【名家论述】

章虚谷：此更详五脏热邪未发，而必先见于色之可辨也。左颊、颜、鼻、石颊、颐是肝、心、脾、肺、肾脏之气，应于面之部位也。病虽未发，其色先见。可见邪本伏于气血之中，随气血流行而不觉。更可印证《难经》所云："温病之脉，行在诸经，不知何经之动也。"故其发也，必随生气而动，而先见色于面，良工望而知其邪动之处。乘其始动，即刺泄之，使邪势杀而病自轻。亦即《难经》所云："随其经之所在而取之"者，是上工治未病也。用药之法。亦可类推矣。（《温热经纬》）

赵绍琴："中医的传统说法，心气通于舌，舌尖部属心，边缘属肝胆，中心属胃腑，舌根属肾，是有一定道理的。舌及口腔粘膜与内脏粘膜相联系。故观察舌质色泽和口腔粘膜的情况，可以得知内脏的异常变化。如麻疹早期，口腔粘膜上出现费·科氏斑，说明肺及胃肠粘膜同样在发疹。故表现为咳嗽、腹泻等。凡舌质红者，其人内脏也必潮红。如猩红热杨梅舌，色赤如朱，其内脏之色亦必如是；热毒下利者舌红，其肠道内粘膜也发炎肿胀潮红可知；温病初起舌红，咽部红肿疼痛，推测其内肺系及消化道也当发炎红肿矣。中医以舌红为营分、血分热盛，意义极为广泛，不仅于温病有诊断意义，而且在内、外、妇、儿各科杂病中，凡见舌红者，皆属营、血分热盛，并必与

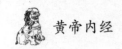

内脏相属，若再结合脉证，综合判断，可以提高诊断意义。"（《中国名老中医药专家学术经验集》）按：此一隅三反，弥足珍贵。反之，舌质淡，苔润白，口不渴，小便清者，是内寒之诊也，这是传统医学早已发现人体生命与舌诊相关的全息现象。

【原文】

凡诊络脉，脉色青则寒且痛，赤则有热。胃中寒，手鱼①之络多青矣；胃中有热，鱼际络赤；其暴黑者，留久痹也；其有赤有黑有青者②，寒热气也；其青而小短者，少气也③。（《灵枢·经脉篇》）

【注释】

①手鱼：张景岳："手鱼者，大指本节间之丰肉也。鱼虽手太阴之部，而胃气至于手太阴，故可以候胃气。"

②有赤有黑有青者：张景岳："其赤黑青色不常者，寒热气之往来也。"

③其青小短者，少气也：张景岳："青为阴胜，短为阳不足，故为少气也。"

【名家论述】

孙曾祺："《灵枢·雅客篇》：'肺心有邪，气流于两肘；肝有邪，其气流于两腋；脾有邪，气流于两髀；肾有邪，其气流于两腘'。肘、腋、髀、腘都是该脏所属经络在肢体上必经之处。本条'手鱼'之络反映胃中寒热情况亦即，'夫十二经脉者，内属于脏腑，外络于肢节'的具体体现。"

【凡按】

络脉色青，是寒邪疑滞而产生疼痛；络脉色赤，有热象。胃中有寒，手鱼际部分的络脉多见青色；胃中有热，手鱼际部的边缘多呈赤色。络脉显露黑色，是邪留日久的痹证。络脉颜色兼有赤、黑、青的，是寒热错杂的现证；络脉青色而部位短小的，是气虚证，这就是诊断的客观依据。（参《内经灵枢译释》）

5. 整体观察

【原文】

形气相得①，谓之可治；色泽以浮，谓之易已②……形气相失①，谓之难治；色夭不泽，谓之难已③。（《素问·玉机真藏论》）

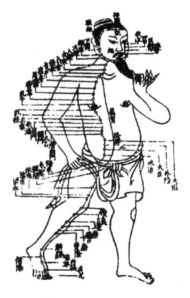

《十四经发挥》图中的足阳明胃经之图

【注释】

①形气相得：马莳："气盛形盛，气虚形虚，谓之相得，其病可治。若形盛气虚，气盛形虚，则形气相失，谓之难治。"

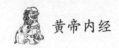

②谓之易已：张景岳："泽，润也，浮，明也，颜色明润者，病必易已也"。王冰注："气色浮润，气血相营故易已。"

③谓之难已：王冰："夭，谓不明而恶。不泽，谓枯燥也。"吴崑注："天之五气，生人五色，既失其色，又不润泽，是气血皆坏，充养之难也，故难已。"

【名家论述】

叶天士："凡论病，先论体质、形色、脉象。"

【凡按】

中医重整体观察，如《素问·五脏别论》云："凡治病必察其（上）下，（候）适其脉，观其志意，与其病（能）也。"（丹波元简按：当从太素，补上字，候字。下文其病下，补能字。）上指藏象之可阅者，下指二便之代谢情况。切脉以诊虚实盛衰，观摩其精神意志，与其病态的表现，如本条对形诊、气诊、色诊言简意赅作了高度概括。

【原文】

诊病之道，观人勇怯①、骨肉、皮肤，能知其情，以为诊法也。（《素问·经脉别论》）

【注释】

①勇怯：这是指体质强弱。吴崑注："壮者谓之勇，

弱者谓之怯。"

【名家论述】

张景岳："勇可察其有余，怯可察其不足，骨可以察肾，肉可以察脾，皮肤可以察肺，望而知其情，即善诊者也。"

【凡按】

勇怯何关于诊断，而《内经》表而出之？盖"壮者气行则已，怯者着而成病。"正与诊察有关。

【原文】

帝曰：决生死奈何？岐伯曰：形盛脉细，少气不足以息者危①；形瘦脉大，胸中多气者死②。形气相得者生，参伍不调③者病。三部九候皆相失者死。……目内陷④者死。

瞳子高⑤者，太阳不足，戴眼⑥者，太阳已绝，此决死生之要，不可不察也。（《素问·三部九候论篇》）

【注释】

①少气不足以息者危：张景岳："形盛脉细而少气不足以息者，外有余而中不足，枝叶盛而根本虚也。故危亡近矣。"

②胸中多气者死：吴崑："若人形体消瘦，而脉反大，胸中更多气，是阳有余，阴不足，阴不足则孤阳不独留，

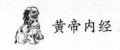

故死。"

③参伍不调：王冰注："参谓参校，伍谓类伍。"张琦注："参伍，谓以三部九候互相比较"。

④目内陷：为脱血、脱水之征，所谓"睛定目陷统号神亡"。

⑤瞳子高：指目上视之症。

⑥戴眼：指病人眼睛上视，不能转动，为太阳经绝证。

【名家论述】

杨永璇："《临证验舌法》说：'舌者心之苗也'，五脏六腑之大主也，其气通于此，其窍开于此者也。查诸脏腑图，脾、肺、肝、肾无不系根于心；核诸经络，考手足阴阳，无脉不通于舌。则知经络脏腑之病，不独伤寒、温病发热有苔可验，即凡内外杂证，也无不一呈其形，著其色于舌……据舌以分虚实，而虚实不爽焉；据舌以分阴阳，而阴阳不谬焉；据舌以分脏腑，配主方，而脏腑不差，主方不误焉。"（《名老中医之路》）

日医云："脉有不凭则凭于舌。"（《先哲医话》）按：所见略同。可见验舌是望诊中的一个重要方法。

【凡按】

形气望诊法，必先知经络之部位，辨形体之浅深，审其异同，察其常变。刚强者形气有余，柔弱者形气不足，肥者常多血少气，瘦者常多气少血。"形盛脉细，少气不足以息"，"形瘦脉大胸中多气"，是由生理病理的改变，造成偏盛偏衰，阴阳失衡以致"阴阳离决"。所以《内经》强调"形气相得者生，参伍不调者病"。示人以履霜坚冰至之意。

（二）闻　诊

1. 闻声知病

【原文】

五音不彰，五色不明，五藏波荡，若是则内外相袭①，若鼓之应桴，响之应声，影之似形。故远者司外揣②内，近者司内揣外，是谓阴阳之极③，天地之盖④。（《灵枢·外揣篇》）

【注释】

①袭：及也，相袭是互相影响而言。

②揣：推测。"司外揣内"就是观察外表，可以推测内脏病变。

③阴阳之极：这些道理是阴阳的高深理论。

④天地之盖：孙鼎宜曰："盖当作会，叠韵误会。'会'谓集聚天地之理合而为一也。"

【原文】

五藏相音①，可以意识。（《素问·五脏生成篇》）

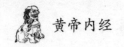
肝……在音为角，在声为呼。心……在音为徵②，在声为笑。脾……在音为宫，在声为歌。肺……在音为商，在声为哭。肾……在音为羽，在声为呻。(《素问·阴阳应象大论》)

【注释】

①相音：张景岳注："相，形相也；音，五音也。相音，如《阴阳二十五篇》所谓木形之人，比于上角之类，又如肝音角，心音徵，脾音宫，肺音商，肾音羽。若以胜负相参，藏否（即善恶）自见，五而五之，二十五变，凡耳聪心敏者，皆可意会而识。

②徵：音旨，五音之一。

【名家论述】

《春秋左传》载："吴季札观乐以知政，其声音可以言传，可以意会。"

【凡按】

"视喘息，听音声"，都是从外以知内。然而角、徵、宫、商、羽，五音辨病，宫为低音（为四音的基础音），商为次低音（哀怨低沉），角为中音（调而直），徵为次高音（和而美），羽为最高音（高亢激越）。声入则心通，如《春秋左传》所载季扎之观乐，可以言传，可以意会。

2. 闻声识变

【原文】

五脏者，中之守^①也，中盛脏满，气胜伤恐者，声如从室中言，是中气之湿也^②。言而微，终日乃复言者^③，此夺气也。衣被不敛，言语善恶，不避亲疏者，此神明之乱也^④。仓廪不藏者，是门户不要也^⑤。水泉不止^⑥者，是膀胱不藏也。得守者生，失守者死^⑦。（《素问·脉要精微论》）

【注释】

①中之守：五脏属阴，其功能特点为"藏而不泻"。宜守而不失，故曰"中之守"。张景岳："五藏各有所藏，藏而勿失，则精神完固。故为中之守也。"

②中气之湿也：王冰注："中，谓復中。盛，谓气盛，藏，谓肺藏。气胜，谓胜于呼吸而喘息变易也。夫腹中气盛，肺藏充满，气胜变息，善伤于恐，言声不发，如在室中者，皆腹中有湿气乃尔。"

③终日乃复言者：张志聪注："此言五藏之精气虚，而发声之如是也，微者，声气微弱也。终日复言者，声不接续也。"《伤寒论》曰："实则谵语虚则郑声，郑声音，重语也。"

④神明之乱也：吴崑注："衣被不敛。去其衣被，无有羞恶也。言善恶不避新疏。虽亲亦骂詈也。此神明内乱

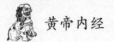

者所为。"张志聪云:"此论邪气盛而正气昏乱。"心主神明,神明乱,当为心脏之失。

⑤门户不要也:张景岳注:"要,约束也。幽门、阑门、魄门、皆仓廪之门户,门户不能固则肠胃不能藏,所以泄利不禁。脾藏之失守也。"

⑥水泉不止:指小便失禁,为肾脏失守。张景岳注:"膀胱与肾为表里,所以藏津液。水泉不止而遗溲失禁,肾脏之失守也。"

⑦失守者死:吴崐云:"上文五者得守,则藏气冲和,故生。失守,则藏气败绝,故死。"

【名家论述】

巫君玉:"'言而微,终日复言者,此气守也。''终日'当有二义。张注:'微者,声气衰微也','终日复言者','气不接续也'。此终日指一日而言,盖病久气衰也;言而微是其常,突然语声壮厉是其变,即终日之另一意义——临终之日,语声忽然壮厉,乃'残灯之将灭,反照之不长也。'此旋即'气夺'的死亡表现。"按:此与《伤寒论》:"病者,当不能食,今反能食,此名'除中',必死。本质同,而现象不同。"

【原文】

所谓气虚者,言无常也①;尺虚者,行步恇然②。(《素问·通评虚实论》)

【注释】

①气虚者，言无常也：张景岳："气虚即上虚，气虚于上，故言乱无常，谓语言断续，不能持久。"《庄子》司马注："常，久也。"

②恇：音匡，恇然，怯弱也。

【名家论述】

丹波元简："尺虚，谓尺肤脆弱。《论疾诊尺篇》云：'尺肉弱者，解亦安卧'（疲乏嗜睡），乃与行步恇然同义也。诸家以为寸关尺之尺。误矣。"

【名家论述】

巫君玉："尺肉弱，尺脉弱均属'尺虚'，应兼蓄其义，不应外尺脉之弱。"按：此评诚是，不然，未有尺脉不虚而行步恇然者。

【凡按】

闻诊是诊察病人的语言、呼吸、痰鸣等声音的变化，如《史记·扁鹊仓公列传》："闻病之阳，论得其阴；闻病之阴，论得其阳"。此种闻阳以知阴，闻阴以知阳，在其他的临

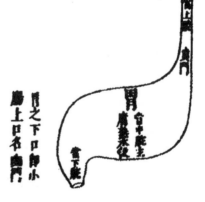

明代张介宾《类经图翼》脏腑图中的胃脏图

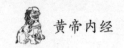

床上可以广泛推论。《素问·阴阳应象大论》曰："视喘息，听音声而知所苦。"后世医家在听诊的基础上，还发展了嗅诊，即通过嗅病人排泄物以诊断疾病，湘乡名医刘裁吾以嗅气味断痢疾生死，"其气臭如腐尸败鳅者死，臭而酸者生。"屡验。这样，推而广之，闻诊的内容就更加完善了。

（三）问　诊

1. 疑神于思

【原文】

闭户塞牖①，系之病者，数问其情，以从其意。(《素问·移精变气论》)

【注释】

①牖：音有，即窗户。

【名家论述】

李士材："未诊先问，最为有准。"

张志聪："闭户塞牖，无外其志也。神舍于心，心性之动处是谓情……数问其情，以从其情，则得其神之存亡矣。"

张景岳："闭户塞牖系之病者，欲其静而无扰也。然后从容询其情，委曲顺其意，盖必欲得其欢心，则问者不冗烦，病者不知厌，庶可悉其本末之因，而治无误也。"

巫君玉："系之病者，当有另一义，谓系于病者所欲也。"按：亦即"临病人问所便"之义是也。

【凡按】

按：《伤寒论》原序云："观今之医，不念思求经旨，以演其所知。各承家技，终始顺旧，省疾问病，务在口给，相对斯须，便处汤药……夫欲视死别生，实为难矣。"此不啻为古今"相对斯须，便处汤药"之医者痛下针砭。

【原文】

诊病不问其始，忧患饮食之失节，起居之过度，或伤于毒①，不先言此，卒②持寸口，何病能中，妄言作名，为粗所穷。（《素问·徵四失论》）

【注释】

①或伤于毒：吴崑注："毒，谓草木金石禽虫诸毒也。"

②卒：音足，突然。

原文　凡欲诊病者，必问饮食居处，暴乐暴苦，始乐后苦，皆伤精气，精气竭绝，形体毁沮①。暴怒伤阴，暴喜伤阳，厥气上行，满脉去形②。（《素问·疏五过论》）

【注释】

①沮：音举，张景岳云："沮，坏也。"

②满脉去形：王冰："逆气上行，满于经络，则神气

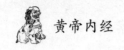

惮散，去离形骸矣。"

【凡按】

张志聪："乐者必过于温饱，苦者必失于饥寒，是以饮食失节，寒温失宜，皆伤精气。"张景岳云："乐则喜，喜则气缓，苦则悲，悲则气消，故苦乐失常，皆伤精气。"二说可参。

【原文】

必审问其所始病，与今之所方病，而后各切循其脉。（《素问·三部九候论》）

【名家论述】

张志聪："始病者，病久而深也。方病者，新受之邪，病之浅也。"

张景岳："凡诊病之道，必问其始病，察病之由也。求今之方病者，察现生之证也。"

2. 综析诱导

【原文】

入国问俗，入家问讳①，上堂问礼，临病人问所便②。黄帝曰：便病人奈何？岐伯曰：夫中热消瘅③则便寒，寒中之属则便热。（《灵枢·师传篇》）

【注释】

①讳：俗称"忌讳"。张景岳："讳者，忌也。人情

1778

有好恶之偏，词色有嫌疑之避，犯之者取憎，取憎则不相合，故入家问讳。"

②临病人问所便：杨上善："便。宜也。问病人寒热等病，量其所宜。随顺调之，故问所便。"

③中热消瘅：因热而致之消渴病，此指中消。其表现为多食，易饥。王冰："消，谓内消；瘅，谓伏热。"

【名家论述】

张景岳："便者，相宜也，有居处之宜否，有动静之宜否，有阴阳之宜否，有情志之宜否，有气味之宜否，临病人而失其宜，施治必相左也，故必问便人之所便，皆取顺之道也。"

【凡按】

此条强调问诊之要，提出"临病人问所便"，医生还要注意风俗习惯及影响病人的周围环境，如洞庭湖周边的"血吸虫病"，河南林县的"食道癌"等。

【原文】

人之情，莫不恶死而乐生，告之以其败，语之以其善，导之以其所便，开之以其所苦，虽有无道①之人，恶②有不听者乎。(《灵枢·师传篇》)

【注释】

①无道：不按正常规律行事。

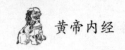

②恶：读乌，"恶有"即何有的意思。

【名家论述】

李士材："'不失人情'一曰病人之情，二曰傍人之情，三曰医人之情……圣人以不失人情为戒，欲令学者思之，慎之，勿为陋习所中耳。"

【凡按】

罗马名医盖伦说："医生有三件法宝：语言、药石、刀圭"语言放在首位，危言耸听是恶性刺激，善言安慰是良性刺激。告、语、开导、"逆从以得……不失人情"，才能以治无过，以诊则不失矣。

（四）切　诊

1. 切脉动静

【原文】

诊法常以平旦①，阴气未动，阳气未散，饮食未进，经脉未盛，络脉调匀，气血未乱，故乃可诊有过之脉。切脉动静而视精明②，察五色，观五脏有余不足，六腑强弱，形之盛衰，以此参伍③，决死生之分。（《素问·脉要精微论》）

【注释】

①诊法常以平旦：平旦之时指清晨，人之气血安静调

匀，未受其他外来因素干扰，所以脉象最能反映体内的真实情况。滑寿云："平旦未劳于事，是以阴气未动，阳气未耗散。"

②而视精明：姚止庵："精明注作穴名，误矣。盖人一身之精神，皆上注于目。视精明者，谓视目睛之明暗，而知人之精气也。"

③以此参伍：综合分析的意思。张景岳："参伍之义，以三相较谓之参，以五相类谓之伍。盖彼此反观，异同互证，而必欲搜其隐微之谓。"

【名家论述】

巫君玉：今时之人，已难诊脉必于平旦，但求患者安形静神可矣。"按：病有常变，急诊随时，不可拘于早晚，唯用志不分，乃凝于神，配合病者的默契，同样达到至治。

【凡按】

宋·崔嘉彦《四言举要》曰："脉贵有神，不可不审"。金·李东垣曰："脉中有力即有神"，如"寒热之脉无力无神，将何药石泄热去寒乎"。清·周学霆《三指禅》亦同意"脉贵有神"的说法，但他诊为"缓即为有神也，方书以有力训之，岂知有力未必有神，而有神不定在有力，精熟缓字则自知有所别裁。"他说："四时之脉，和缓为宗，缓即为有胃气也。"也就是说，周氏认为有胃

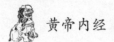
气之脉，即是有神之脉。"神不使"即是无神之证，用药热之不热，寒之不寒，补之不补，泻之不泻，用针灸全无反应，此神去机息不治。

2. 独取寸口

【原文】

雷公曰：何以知经脉之与络脉异也？黄帝曰：经脉者常不可见也，其虚实也以气口①知之，脉之见者皆络脉也。（《灵枢·经脉篇》）

【注释】

①气口：即寸口。《医宗金鉴》："脉为血府，百体贯通，寸口动脉，大会朝宗。"

【原文】

气口①何以独为五脏主？岐伯曰：胃者，水谷之海，六腑之大源也。五味入口，藏于胃以养五脏气，气口亦太阴也。是以五脏六腑之气味，皆出于胃，变见于气口②。（《素问·五脏别论》）

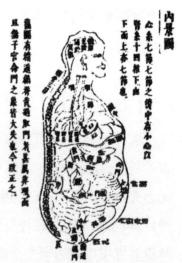

明代张介宾《类经图翼》中的侧人内景图

【注释】

①气口：又称寸口。姚止

庵注："气口，寸关尺之总名。"

②变见于气口：杨上善："胃为水谷之海，六府之长，出五味以养五脏。营卫之气行于太阴，其脉至于气口，五脏六腑善恶，皆是胃气所将而来，会于手太阴，而见于气口，故曰变见也。"

【凡按】

《难经·一难》云："十二经皆有动脉，独取寸口，以决五脏六腑死生吉凶之法，何谓也？然：寸口者，脉之大会，手太阴之动脉也。……五脏六腑之所终始，故法取于寸口也。"可见"独取寸口"的诊脉方法，是《难经》在继承《内经》脉诊的基础上，进一步发展加以运用的。取寸口以诊全身之疾，是中医学揭示"生物全息律"的秘奥之一。

【原文】

人一呼脉再动，一吸脉亦再动，呼吸定息脉五动，闰以太息①，命曰平人。平人者不病也。常以不病调病人，医不病，故为病人平息以调之为法。人一呼脉一动，一吸脉一动，曰少气。人一呼脉三动，一吸脉三动而躁，尺热曰病温，尺不热脉滑曰病风②，脉涩曰痹③。人一呼脉四动以上曰死，脉绝不至曰死，乍疏乍数曰死。（《素问·平人气象论》）

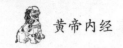
【注释】

①闰以太息：张志聪注："平人之咏，一呼再动，一吸再动，呼吸定息，脉计五动，盖闰以太息，故五动也。闰，余也，太息者，呼吸定息之时，有余不尽而脉又一动，如岁余而有闰也。"

②尺不热脉滑曰病风："脉滑为痰湿，若风邪伤及经脉，经气流行不畅，痰阻经脉则麻木不仁，故名曰风。"

③脉涩曰痹：涩为不滑，往来艰涩为血液衰少，气机不畅，肌肉疼痛，是为痹证。

【名家论述】

赵棣华："现代医学认为，体温每升高1℃，脉搏增快10次，所以脉数多是发热的表现。一息脉跳8次以上，即每分钟130～160次，若在160次/分以上，相当于室上性或室性心动过速，多为严重的器质性心脏病，如风心病、冠心病、肺心病、高心病、心肌梗死等，多是死证。脉乍疏乍数也相当于阵发性室性或室上性心动过速，也多是上述疾病所致。一息脉来两次多为房室传导阻滞，亦多见于器质性心脏病或迷走神经高度紧张，心肌收缩极度缓慢，所以中医说是少气。"

【凡按】

本条还提出三种死脉，都与心血管疾病出现危象有关。

【原文】

尺外以候肾，尺里以候腹中，附上左，外以候肝，内以候膈；右，外以候胃，内以候脾；上附上①右，外以候肺，内以候胸中；左，外以候心，内以候膻中。前以候前，后以候后。上竟上者，胸喉中事也；下竟下者②，少腹腰股膝胫足中事也。(《素问·脉要精微论》)

【注释】

①上附上：从尺泽至鱼际，分三段：中即中段，上即上段。

②竟：尽也。上竟上，上段之尺端，即鱼际部；下竟下，下段之端，即尽于尺部。

【凡按】

《素问·五脏别论》云："凡治病必察其上下"，本条"上竟上"，"下竟下"，即上察胸喉，下察腰股膝胫足中之事。从整体脉象中反映出局部症候，亦是"察其上下"的另一种含义。

【原文】

推而外之，内而不外①，有心腹积也。推而内之，外而不内②，身有热也。推而上之，上而不下③，腰足清也。推而下之，下而不上，头项痛也。按之至骨，脉气少者，腰脊痛而身有痹④也。(《素问·脉要精微论》)

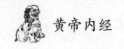

【注释】

①内而不外：张景岳："此言察之法，当推求于脉，以决其疑似也。凡病若在表，而欲求之于外矣，然则脉沉迟不浮，是在内而非外，故知其心腹之有积也。"张志聪："推，详也。推详其脉气之偏于内外上下也。"

②外而不内：张景岳："凡病若在里而欲推求于内矣，然脉则浮数不沉，是在外而非内，故知其身有热也。"

③上而不下：张景岳："凡推求于上部，然脉只见于上，而下部则弱，此以有升无降，上实下虚，故腰足为之清冷也。"

④身有痹：有二解：1. 指上述之腰脊痹痛；2. 指麻木不仁。

【凡按】

这种举按推寻的诊脉方法，多为后人所继承，但在诊脉过程中要有聚精会神的精神，才能收到诊脉的实效。

3. 用志不分

【原文】

是故持脉有道，虚静为保。春日浮，如鱼之游在波；夏日在肤，泛泛乎万物有余；秋日下肤①，蛰虫②将去；冬日在骨，蛰虫周密，君子居室。故曰：知内者按而纪之，知外者终而始之。此六者，持脉之大法。（《素问·脉要精微论》）

【注释】

①下肤：谓脉象由浮趋沉，在皮肤之下，肌肉之中。

②蛰虫：藏伏土中越冬之虫。蛰音哲；又读作执，义与"藏"同。

【凡按】

"虚静为保"四字很重要。即《庄子·达生篇》"用志不分，乃凝于神"的具体反映。

【原文】

长则气治，短则气病，数则烦心，大则病进，上盛则气高，下盛则气胀，代则气衰①，细则气少②，涩则心痛③。(《素问·脉要精微论》)

【注释】

①代则气衰：王冰注："代脉者，动而中止，不能自还"。代则气不相续，故为气衰。

②细则气少：正气不足，故气少。

③涩则心痛：涩脉艰涩而不滑利，为气滞血少，不能养心，故心痛，类似现代医学所指的"冠头动脉流量不畅，心肌供血不足"的反应。

【名家论述】

马莳："此为诊脉之脉体言之也。脉长则气至，以气足故应手而手。脉短则气病，以气滞故应手而短。脉来六

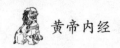
至为数，数则火盛而烦心。脉来洪盛为大，大则邪盛而病进。上者寸也，寸盛者，为气居于高位，下者寸之下，即关也，下盛者，为气胀于中。"

【凡按】

这说明从相对的脉象中，以辨别体力的强弱，或病邪的亢进及后果的预测。

4. 平病推求

【原文】

春脉者肝也，东方木也，万物之所以始生也，故其气①来，软弱轻虚而滑，端直以长，故曰弦②。反此者病。……夏脉者心也，南方火也，万物之所以盛长也，故其气来盛去衰，故曰钩③。反此者病。……秋脉者肺也，西方金也，万物之所以收成也，故其气来，轻虚以浮，来急去散④，故曰浮。反此者病。……冬脉者肾也，北方水也，万物之所以合藏也，故其气来沉以搏⑤，故曰营⑥。反此者病。(《素问·玉机真藏论》)

【注释】

①气：指脉气，下同。

②弦：即琴弦。张景岳注："弦者端直以长，状如弓弦有力也。然软弱轻虚而滑，则弦中自有和意，肝脉应之。"杨上善注："肝气春旺，故春脉来，比草木初出。其若琴弦之调品者，不大缓，不大急，不大虚，不大实，不

涩不曲。肝气亦然，濡润、柔弱、软小、浮虚、轻滑、端直，而尺部之上，长至一寸，故比之弦。"二说宜合参。

③故曰钩：来盛去衰，所以喻为如钩。杨上善注。"夏阳气盛，万物不胜盛长，遂复垂下，故曰钩也。夏脉从内起，上至于手，不胜其盛，回而衰迟，故比之钩也。"

④来急去散：吴崑："阳气在于皮毛，未至沉下，故来急。阴气渐升，阳气将散去也。"张琦："金气收降而脉浮者，承六阳盛长之后，阳气微下，自皮肤而渐降，与春夏之浮不同也。来急去散，即厌厌聂聂，如循榆荚之义，非劲急散乱之谓也。"二注可互参。

⑤沉以搏：张琦："水外阴而内阳，肾象之，故脉沉以搏。"新校正注："《甲乙经》搏字为濡（软），当从。脉沉而濡，乃冬脉之平调脉。若沉而搏击于手，则冬脉之太过也。"可参。

⑥营：张琦："营者，营垒，所谓阴在内，阳之守也。"《难经》作"石"。高士宗："营状石也，深藏之义"。

【名家论述】

赵棣华："四时正常脉象问题，本篇论述最详，即春脉如弦，夏脉如钩，秋脉如毛，冬脉如营（石）。此是形容四时正常脉象的。这种比拟，是否完全恰乎其当，尚需待探讨：春弦，经历代迄今实践认为合理；我们体会，仅

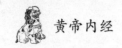

为微弦；冬营不如《难经》所改为'冬石'，因冬脉多沉取，形容石沉之意，尚可理解；惟夏钩、秋毛，特别是夏脉如钩，则很难理解。若以经解经，认为万物生长，垂枝布叶下曲如钩，或如悬物之钩，如此比拟，仍不如就以'来盛去衰'的洪脉来解；又如秋毛仍不如秋浮的定义较好，假如认为脉来如羽毛的漂浮，也很牵强。"按：此种看法，值得进一步研究。

5. 色脉合参

【原文】

善诊①者，察色按脉，先别阴阳②；审清浊③，而知部分④；视喘息，听音声，而知所苦⑤；观权衡规矩⑥，而知病所主；按尺寸，观浮沉滑涩，而知病所生以治，无过，以诊，则不失矣⑦。（《素问·阴阳应象大论》）

【注释】

①善诊：张景岳："诊之一字，所该者广，如审清浊，知部分，视喘息，听声音，观规矩权衡，总皆诊法，非独指诊脉为言也，然无非欲辨明阴阳耳。"

②先别阴阳"吴崐："色与脉皆有阴阳。色之阴阳，阳舒阴惨也；脉之阴阳，太过为阳，不及为阴也。"

③审清浊：吴崐："色清而明，病在阳分；色浊而暗，病在阴分。"

④部分：即面部的五色部分。

⑤而知所苦：张景岳："病苦于中，声发于外，故可以视喘息，听声音而知其苦也。"吴崑："喘粗气热为有余，喘细气寒为不足，息高者心肺有余，息弱者肝肾不足"。

⑥权衡规矩：这里是指四时脉象，即《素问·脉要精微论》所说"春应中规，夏应中矩，秋应中衡，冬应中权。观四时所应之脉，而知病之所主者何脏。"

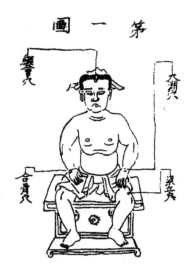

《神农皇帝针经图》
人形穴图中的第一图

⑦则不失矣：新校正云：按《甲乙经》作"知病所生，以治则无过，以诊则不失矣"宜从。

【名家论述】

华元化："阳候多语，阴证无声，多语者易济，无声者难荣。"（《中藏经》）

张景岳："按尺寸以知上下虚实，观浮沉以知表里阴阳，明滑涩以识气血盈亏。过，失也，言不失以上诸法，以治则无过，以诊则无失矣。"

【凡按】

中医的诊法是望、闻、问、切。本节虽未言及问诊，

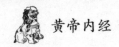
实包含在内，因病人最清楚他的痛苦所在。只有四诊合参，才能全面系统地了解病情，作出正确的诊断。当然在现代医学发达的今天，能结合一些物理和生化检查，则更有利于诊断。

【原文】

凡治病，察其形气色泽，脉之盛衰，病之新故，乃治之无后其时。形气相得①，谓之可治；色泽以浮，谓之易已②；脉从四时，谓之可治；脉弱以滑，是有胃气，命曰易治，取之以时③。形气相失，谓之难治；色夭④不泽，谓之难已；脉实以坚⑤，谓之益甚；脉逆四时，为不可治。必察四难⑥而明告之。（《素问·玉机真藏论》）

【注释】

①形气相得：高士宗："形气色脉，皆有神机，故复言之。"马蒔注："气盛形盛，气虚形虚，谓之相得，其病可治。若气盛形虚，形盛气虚，谓之相失，则难治矣。"吴崑："形与气，阴与阳也，形气相得，是阴阳相等。"

②谓之易已：张景岳："泽，润也。浮，明也。颜色明润者，病必易已也。"王冰："气色浮润，气血相营，故易已。"

③取之以时："取"，挑选也，这里指治法而言。取之以时，谓根据不同时令选用不同的治法。

④色夭：王冰："夭，谓不明则恶。不泽，谓枯

燥也。"

⑤脉实以坚：吴崑注："脉实以坚，真脏之类也。殊失冲和，是病益甚。"王冰："脉实以坚，是邪气盛，故益甚也。"吴从真脏论，王从邪正解，于义皆通。

⑥四难：即上文"形气相失"、"色夭不泽"、"脉实以坚"、"脉逆四时"。王冰："此四难，粗之所易语，工之所难为。"

【凡按】

此从形气的相得相失，脉搏的强弱及有无胃气，面部色泽的润枯，疾病的新久，来观察人体正气的盛衰，邪气的强弱和病理机转，以及预后的推测。这是望、闻、问、切四诊结合的全面诊断方法，也是祖国医学诊断疾病的特点。

七、病机

《素问·至真要大论》"病机十九条"，虽然只是片断的内容，但为历代医家所习用。唐·王冰云："治病掌握了疾病机要，则用力小而收效大"。至金·刘完素针对《和剂局方》习用温燥药的时弊，将《内经》病机十九条阐发成《素问玄机原病式》以五运六气主五脏六腑病机，更引起后世医家的重视。明·张景岳继承《内经》以

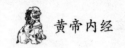

"气宜"言病机，特以盛、虚、有、无四字贯一篇之首尾，批评完素偏于寒凉的学术思想而补充经旨。近代医家任应秋编著《病机临证分析》及曹公寿等作《素问玄机原病式》注释，均倡导了师古不泥、创新有据的新学风，作了进一步研究和发挥，使"入道之门"的病机，在临床上确有一定的指导意义。如肖龙友说："谚云：'不读五运六气，检遍方术何济'。后世以为古圣格言，其实无关医道也。况论中明言，'时有常位，气无必然'。四方有高下之殊，四序有四时之化，百步之内，晴雨不同，千里之外，寒暄各异，岂可以一定之法而测非常之变耶。"此读书不死于句下的通人达论。

姜春华说："觉得运气之说，若按其规定则近迁，然重视其名言精义则大有用。今所用治则多出自诸篇，如'亢害承制'之理尤为临床家掌握之重要枢机。"这就是一分为二的辩证法，与上说相得益彰。

（一）病机的含义

【原文】

帝曰：夫百病之生也，皆生于风寒暑湿燥火，以之化之变也①。经言盛者泻之，虚者补之，余锡②以方士，而方士用之尚未能十全，余欲令要道必行，桴③鼓相应，犹拔刺雪汗④，工巧神圣⑤可得闻乎？（《素问·至真要大

论》)

【注释】

①以之化之变也：《素问校注》云"物生之谓化，气之正者为化，物极之谓变，邪者为变，气之邪正，皆由风寒暑湿燥火，故曰"以之"，"之"犹"其"也。

②锡：《尔雅·释诂》"锡，赐也。"

③桴：击鼓杖也。

④雪汗："雪"是除也。"汗"，胡本、赵本、吴本、藏本、熊本并作"污"，"污"谓污秽不净宜从。

⑤工巧神圣：姚止庵："针曰工巧，药曰神圣。"《难经·六十一难》："望而知之谓之神，闻而知之谓之圣，问而知之谓之工，切脉而知之谓之巧。以外知之曰圣，以内知之曰神。"

【名家论述】

赵棣华："病机十九条的归类方法，是以五运六气来进行归类的。所以有一定的局限性，且六气病机，仅有五气，缺少燥气。金元刘河间补充了'诸涩枯涸，干劲皴揭，皆属于燥'一条。至于'诸'和'皆'并非指凡是、所有的意思，只能理解为多数、一般的意思。现结合临床实际，将病机十九条归纳为五脏病机，六气病机、上下病机。"

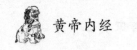

【凡按】

外因虽然是事物发展的条件，但是它在一定条件下对事物的发展也起决定的作用。故内经强调："百病之生也，皆生于风寒暑湿燥火，以之化之变也。"虽然外因相同，但机体受病的内因不同，所以病理改变亦不相同，这就是发病机理微妙之外，故经文提出："盛者泻之，虚者补之"同病异治的治疗原则。并指出，要掌握这一规律，在于学术上的"工巧神圣"，以深研内外病机。

【原文】

岐伯曰：审察病机，无失气宜②，此之谓也。(《素问·至真要大论》)

【注释】

①病机：王冰："病之机要"。张景岳："病变所由出也。"张志聪："病机者，根于中而发于外。"

②气宜：六气主时之所宜。张景岳："病随气动，必察其机，治之得要，是无失气宜也。"

【凡按】

据以上诸说，不难理解为，"病机"是各种疾病外现症状的内在联系，它包括病因、病属，病的态势、趋势、时势和疾病的发生、发展、变化及转归等。"审察"是人为的因素，不失时机，而"唯变所适"，这种高尚的医学素养难能可贵。

考《素问·至真要大论》"病机十九条"原文,属五脏五条,属体位上下二条,属火五条,属热四条,属风、寒、湿三条。此外,刘完素补燥一条。兹将《内经》"病机十九条"原文按《素问玄机原病式》序列,从复杂的病情中加以分析归纳,由博返约地指出一种辨证求因的方法。这不仅在病因学上具有一定的作用,而且在诊断治疗学上也是有指导意义的。

(二) 五运主病 (五脏病机)

【原文】

诸风掉眩①,皆属于肝②。(《素问·至真要大论》)

【注释】

①诸风掉眩:张景岳:"风类不一,故曰诸风,掉,摇也,眩,运也,风主动摇,木之化也,内应于肝,其虚其实,皆能致此。"

②皆属于肝:刘完素《素问玄机原病式》于此句之后加一木字,使发病机理更为形象,《内经》曰:"曲直动摇,风之用也。"

【名家论述】

赵金铎:"肝为风木之脏,体阴而用阳,故用药大忌辛燥升散,滋腻呆补。以柔肝熄风、清肝利胆、解郁化痰、凉血清热、益气活血为主，自拟柔肝熄风汤（枸杞子、菊花、夏枯草、桑叶、白蒺藜、生地、白芍、钩藤、地龙、珍珠母等）"。按：此养血熄风、滋阴潜阳，"亢害承制"的正治法也。

【凡按】

风，指风病而言，风病有内风、外风的区别，此处着重指内风而言。叶天士云："内风皆阳气所化。常为外风诱发。'肝木'，因肝在五行中属木，故有肝木之称。"并用以说明肝风内动所引起的眩晕症象。

此证之属实者，完素认为"眩晕而区吐者风热甚"。可见眩晕非外来之邪，乃肝风化火上扰的缘故。甚则晕厥跌仆，完素虽责之风火，但注重内火召外风，治宜清内以疏外，主用川芎石膏汤。余治一壮男，头痛如劈，目赤、口干、两太阳穴搏动可见，选用上方中的生石膏佐山栀以清内热，川芎佐薄荷以疏外风，白芍甘草以解痉挛，一服痛缓，三剂而愈。完素全方十九味不必尽用也。后人或用羚羊钩藤汤，治肝经热盛、热极动风而

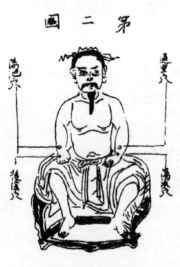

《神农皇帝针经图》
人形穴图中的第二图

致手足抽搐者，方中羚羊角熄风，桑、菊、竹茹以助之，钩藤镇静，生地、芍药、甘草以益之，川贝、茯神解郁以宁神，此内风皆阳气所化之正治法也。

　　肝病眩晕之属虚者，包括了肝血不足和肝阳上亢的眩晕。肝血不足之眩晕，证见掉眩目花，易疲劳，爪甲变形，面色苍白，舌质淡，脉弦细；病机为肝血不足，头目失养，虚风内动；治宜养血熄风，方用四物汤加减。肝阳上亢之眩晕，主要见症为眩晕，遇烦劳、郁怒或春季则加重，头晕、耳鸣、心烦、易怒、目涩、口干、上重下轻，苔少舌红，脉细弦。病为肝阴不足，肝阳不亢，阳亢化风，上扰头目。治宜高者抑之，养血平肝，滋阴潜阳，宜三甲复脉汤加减。

　　据临床所见，实证少而虚证多。上盛下虚者屡见不鲜，但"掉眩"的病机，属于痰饮、妇女崩漏或产后出血过多，以及肾阳衰微，浊阴上逆……亦各有其相当比重，如《伤寒论》82条"太阳病，发汗，汗出不解，其人仍发热，心下悸、头眩、身瞤动，振振欲擗地者，真武汤主之"。此属"阳虚水泛"所致。朱丹溪则认为"无痰不作眩"，宜二陈汤加白术、天麻。张景岳提出"无虚不作眩"，所谓"上虚则眩"，宜归脾汤重用黄芪。这些均对"掉眩"之证作了很好的补充和概括。

　　【原文】

　　诸痛痒疮①，皆属于心②。（《素问·至真要大论》）

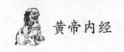

【注释】

①诸痛痒疮：张子和《儒门事亲》卷一第五引"疮"下有"疡"字。《素问校注》按：有"疡"字与王注合。

②皆属于心：《素问玄机原病式》"诸痛痒疮，皆属于心"作"皆属心火"，心在五行归类属火，故称"心火"。并引王冰之说："百端之起，皆自心生"，"心寂则痛微，心躁则病甚"。完素又云：心主血，为营血之本，"营气不从，逆于肉里，乃生痈肿"（《素问·生气通天论》）。说明营血壅滞不通，痛、痒、疮之所以与心有关，只是反应其内在因素。至于属寒、属虚、属实，尚须审证而定。

【名家论述】

赵棣华："诸痛痒疮，可能是诸疮痛痒。疮疡多是血分之病，心主血属营，心火亢盛，热壅血滞，阻于肌肉可发为疮疡；外来火热或湿热之邪，入侵营血，营血壅滞，血败肉腐而生疮疡。"

张景岳："热甚则疮痛，热微则疮痒。"

【凡按】

风多则痒，热多则痛，先痒后痛，风渐化热，先痛后痒，实渐转虚。诸疮痛痒多见于夏令，因气候炎热，皮肤感染的机会较多。尤其是小儿，皮肤抗御能力薄弱，更易发生头面疮疖。完素认为："夏热皮肤痒，而以冷水沃之不去者……阳气郁结不能散越，怫热内作故也。"所以完素"治风热疮疥久不愈者，主用防风通圣散"，此即《素问》"之温热者疮……汗之则疮已"之义。本方主消风解热，散郁闭，通结滞，而使气血宣通，怫郁除而病自愈。元·薛时平云："郁与通相反，郁者究病之根源，通者治法之纲要，达此二字，治疮痒之能事毕矣。"

疮疡的病机，除心火过盛，血热肉腐外，还有"膏粱之变，足（能）生大丁（疔）"。腐败变质的食物最能诱发疮疡。一屠宰者杀瘟猪，骨刺伤手五指，即生五个指疔，内服五花地丁饮，外用拔疔散，旋愈。此皆属："盛者责之"之例。疮疡初起红肿痛，多用清心火之药，如银翘败毒散、五味消毒饮之类，都有辛凉透解的作用；如疮面不甚红肿，或疼痛麻木，这是心经郁火不得外发反而内攻，以玉枢丹或蟾酥丸（针对疔毒内陷）内服外敷以清心解毒；已成脓者宜透脓，治以托里解毒之剂；久溃不敛，色呈灰白，脓水清稀，属气血两虚，心阳不振，宜人参养营汤补气血壮心阳，形寒脉细者加附片，此疮疡同而机体反应不同也。

痒症属风，"治风先治血，血行风自灭"，或凉血以祛风，或养血以熄风。一老妇阴痒久不愈，症见头晕、心慌、心悸，动则气短，给归脾汤护心以畅血行，熄风以止搔痒，良愈。又"风无湿不恋"，一患者服凉血祛风药不

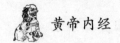
愈反剧，症见头重舌腻，痒处湿润，予六君子汤合三仁汤重加藿香、茵陈、晚蚕砂而愈。此"伏其所主，而先其所因也"。

【原文】

诸湿肿满①，皆属于脾②。（《素问·至真要大论》）

【注释】

①诸湿肿满："诸湿"即各种湿病（此指内湿）。"肿"，浮肿。"满"，胀满。

②脾：脾在五行归类属土，故《养问玄机原病式》称为"脾土。"

【名家论述】

杨智孚："伤脾生内湿，有因饮酒、饮水过多，或食易生湿的食品，引起湿邪困脾，湿气停留；有因脾阳、脾气虚，运化不足，津液停蓄亦生内湿。内湿盛可产生水肿、胀满等证，故曰：'诸湿肿满，皆属于脾'。"

【凡按】

脾属土，与六气中的湿同属于一类。土主湿，所以脾也主湿；脾主运化，主输布津液。脾的作用失常，则津液不能得到正常的敷布，停留于表则为浮肿，停留于里则生胀满。故张景岳云："脾主土，其化湿，土气实则湿邪盛行，……脾主肌肉，故诸湿肿满等证，虚实皆属于脾"。

旨在纠正前人强调湿热化胀的片面性。刘完素则着眼于
"湿病本不自生，因生于火热怫郁，水液不能宣通，即停
滞而生水湿也。故完素治中满腹胀，用三花神佐丸"除陈
莝，洁净府"，为急则治标之峻剂。《内经》"中满者泻之
于内"，是完素用攻剂治湿热实满的理论依据。但"诸湿
肿满，皆属脾土"，不能机械地搬用治湿热化胀的三花神
佑丸，应注意虚实有无的变化。《内经》又指出，"脏寒
生满病"。李东垣立中满分消汤，认为"寒胀多而热胀
少"。此与完素的论点均据《内经》，而自有实热与虚寒
的区别。另有一种痞闷膨胀而骤起，甚至二便不通，一般
称之为"中满"，多属脾阳不运，寒湿内滞所致，病属
《金匮要略·水肿病脉证》所指的"气分"，治宜桂甘姜
枣麻辛附子汤，去麻黄、细辛、大枣，加白术，重用苏
叶、藿香。服后微汗出，便尿行，"中满"自消。尤在泾
说"腹满不减者实也，时减复如故者，腹中寒气得阳而暂
开，得阴而复合也，此亦寒从内生，故曰当与温药。"宜
附子理中汤以温脾肾之阳。

路志正云："一妇22岁，患便秘5年，靠双醋酚酊排
便，先是2片，后加至22片始得一便。经住院检查，诊
为'功能性巨结肠症'，拟动手术。患者不愿，证见腹胀
溲少，纳差乏力，饮水浆则全身肿胀难忍，舌苔薄白而
干，脉濡而弱。辨其为湿邪壅盛，阻于大肠，影响三焦气

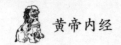

机通畅。治宜温化湿浊，宣通气机为法。仿吴鞠通宣清导浊法意，用茯苓、杏仁、藿梗、苏梗、晚蚕砂、川朴、皂角子、炒莱菔子等，仅十剂竟收全功。"此即《金匮要略》"阴阳相得，其气乃行，大气一转，其气乃散"之法同而方异，实稽古之力也。

太过与不及皆能为病，有无求责，勿为现象所惑，从而进一步理解"诸湿肿满，皆属于脾"的发病机理，是很有意义的。

【原文】

诸气膹郁①，皆属于肺②。(《素问·至真要大论》)

【注释】

①膹郁：胀满之义，此处指气喘。"郁"：滞而不通。张景岳云："膹，喘急也。郁，痞闷也。"

②皆属于肺：刘完素："肺在五行归类属金，故称'肺金'。"唐·王冰："气之为用，金气同之。"

【名家论述】

姚止庵："肺主气，故诸气膹郁者，其虚其实皆属于肺。"

杨智孚："肺之虚实皆可致喘。喘虽发生于肺，其实非独肺也。他脏病传于肺，亦可致喘，故应从整体观察喘证。寻求发病之源，治之不谬。"

【名家论述】

尤在泾："如《金匮·痰饮咳嗽病脉证治》：'支饮不得息，葶苈大枣泻肺汤主之。'不得息，肺满而气闭也，葶苈入肺，通历泄满，用大枣者不使伤正也。"（按：辨证的特点，面如重枣，脉实苔黄。）"又如《金匮·咳嗽上气病脉证论》：'咳而上气此

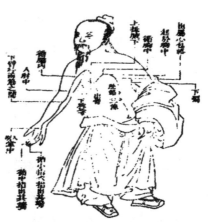

《刺灸心法要诀》
中的心包络经循行图

为肺胀，其人喘，目如脱状，脉浮大者，越婢加半夏汤主之。'此外邪内饮，填塞肺中，为胀为喘，为咳逆上气，越婢汤散邪之力多，而蠲饮之力少，故以半夏辅其半逮，不用小青龙者，以脉浮且大，病属阳热，故利辛寒不利辛热也，目如脱状者，眼睛胀突如欲脱落之状，气壅使然也。"按：前条泻肺气于大肠，此条开皮毛以清内饮，皆从整体以改善局部。但应注意，太阴腹胀产生之喘满是先胀后满，肾虚不能纳气之喘满是动则气喘，能俯不能抑，均非肺之本病，宜索其病因而治之。

任应秋："气喘一症，有邪实而喘的，有气虚而喘的。

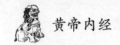

实喘多起于暴，声粗气长而有余，呼出为快，脉滑有力；虚喘积渐而成，声低气短而息微，活动则甚，脉微弱无神。在肺多实，在肾多虚，治肺宜开，治肾宜纳。肾虚又有精伤与气脱之分，填精以浓厚之剂，心兼镇摄，如肾气丸加沉香，郁气丸加胡桃、补骨脂之类；气脱的则虚阳无根，元海大伤，必须用人参、蛤蚧、五味子、紫河车、鹿胶、紫石英之类，以急续真元，才能挽救。"

【凡按】

肺主气，司呼吸，《素问·五脏生成篇》："诸气者，皆属于肺。"肺主肃降，喘促胸闷等证，多与肺失肃降有关。故《素问·脏气法时论》："肺病者，喘咳逆气，肩背痛。"但首先确定病机的范围，郁之属肺者，必须注意一个"气"字。

【原文】

诸寒收引①，皆属于肾②。（《素部·至真要大论》）

【注释】

①收：敛也。"引"：急也。指筋脉收缩，肢体拘急的症象。

②皆属于肾：刘完素："肾在五行归类属水，故称肾水。""收敛引急，寒之用也。故冬寒则拘缩矣"。"寒主拘挛，故急痛也"。寒在外则"四肢厥冷而屈伸不便"，寒在内则腹里拘急而急痛，"寒极则血凝泣"是两者共同

1806

的病因病机。

【名家论述】

张景岳："肾主水，其化寒，称其为寒水之脏，凡阳气不达，则营卫凝泣，而形体拘挛，皆收引之谓，若肾阳不足，则寒自内生，又肾主骨、生髓，髓充于骨，亦赖于肾阳的温养，肾阳虚，则骨寒；肾阳为脏腑经脉生气之原而温化内外，肾阳虚则中外皆寒，所以出现肢体拘急、蜷缩，形成收引之象。"按：如手足厥寒，脉细欲绝者，当归四逆汤主之，若其人内有久寒者（腹中拘痛），当归四逆加吴茱生姜汤。此方治"诸寒收引"属厥阴肝经者。

李士材："筋脉挛急，本是肝证而属肾者，以肾主寒水之化也。肾虚则寒动于中，里寒引起气血凝滞，宜桂附理中汤（丸）。从而产生卫外阳虚，四肢酥痹而拘挛者宜黄芪桂枝五物汤，加附片、姜黄、桑枝"。按：此方治冻结肩显效。"诸寒收引"，治以温肾通阳为主，如阳不虚，津液少而手足、腹里拘挛者，宜仲景芍药甘草汤治之，此通常以达变也。

周信有："病机十九条的每一条病机，都是通过主要证候表现，来审证求因，探讨病机，如肝病化风的病机，主要是通过'掉眩'的症状分析得出，即所谓'诸风掉眩，皆属于肝'，同样，心病化火，脾病化湿，肺病气郁，肾病化寒，皆是通过'疮疡痛痒'、'肿满'、'膹郁'、

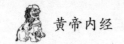

'收引'的症状分析得出，只有通过体表的症状分析，辨明证候性质，才能明确病因、病机，掌握疾病的本质，反映了中医病机学说的理论特点"。按：这是学习《内经病机》的一把钥匙。刘完素在五运主病中，言风病必联系春令，言火病必联系夏令，言燥病必联系秋令，言寒病必联系冬令。这些都体现了《阴阳大论》"春气温和，夏气暑热，秋气清凉，冬气凛冽"的理论。也是自然界对人体致病因素因季令不同的具体反映，而小运主病之旨，跃然纸上。

薛时平："五运有大有小，六气有主有客，大运统治一年，小运各治七十三日五刻；主气有定位之常，客气有加临之变。为民病者小运主气断然可凭，不中不远，……守真（指完素）所以独取小运主气，而不及大运客气者，诚有见乎此也"。按：此与《阴阳应象大论》："风胜则动，热胜则肿，湿胜则濡泻，燥胜则干，寒胜则浮"。相为对应，学者当互为参考，加深理解。

（三）上下病机

【原文】

诸痿喘呕①，皆属于上②。（《素问·至真要大论》）

【注释】

①诸痿喘呕："张景岳："痿有筋痿、肉痿、脉痿、骨痿之辨，故曰诸痿，气急曰喘，病在肺也。吐而有物有声

曰呕，逆而不降，皆濒上焦，病在胃也。"

②皆属于上：凡肢体病弱多在下部，而曰属于上者，如《痿论》："五脏因肺热叶焦，发为痿躄也，肺居上焦，故属于上。"

【名家论述】

刘完素："手足痿弱，不能收持，由肺金本燥，燥之为病，血液衰少，不能营养百骸故也。经曰'指得血而能摄，掌得血而能握，足得血而能步'，故秋金旺则雾气蒙郁而草木萎落，病之象也，萎犹痿也。"

叶天士："《内经》治痿独取阳明，如阳明脉虚，厥阴风动，渐及足跗痿躄，长夏气泄，秋半不主收缩，显然是属于虚证。"按："此与完素所论"秋金旺则雾气蒙郁而草木萎落，病之象也"的观点一致。然叶氏立方更有巧思，可补完素未备。兹引一则于下："汤，有年偏痿，日瘦，色苍脉数，从肺热叶焦则生痿躄论治，用甘寒清上热为主，如玉竹、沙参、地骨皮、麦冬、桑叶、百合、杏仁等而愈"。徐灵胎治 1 例阳痿病，服补肾壮阳药不愈反剧，且口干烦燥，徐予润肺清金之剂，旋愈。此病虽异而治法同也，推之五脏亦然。

李东垣："病痿有属湿热者，燥金受湿热之邪，绝寒水生化之源，源绝则肾亏，痿厥之病大作，腰以下痿软瘫痪不能动，行走不正，两足欹侧，以清燥汤主之"。按：

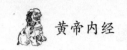

方名清燥，其实先治湿热，以清湿热化燥的根源。

【凡按】

朱丹溪治痿之重者用虎潜丸，此丹溪用黄柏、知母滋阴降火之变法，与河间用地黄饮子治中风后遗症之暗痱不同，彼起于仓卒，属内风，此起于积渐，属于阴虚湿热成痿。丹溪在《局方》发挥中提出风痿不能混同立治，于此可见此方与东垣治痿用清燥汤亦有区别，东垣着重在湿热成痿之初，取上下分消而保护气液；丹溪着重在阴虚湿热成痿之后，故在清热燥湿之中兼补肝肾而坚筋骨。但清燥汤可暂用，虎潜丸宜久服。汪石山治一老人痿厥，屡用虎潜丸不愈，后于虎潜丸加附子而愈，因附子有温阳之功。这是治痿的变法，可用于治疗肝肾不足，久治不愈而阴损及阳，两足常感冷者。

"喘"见于"诸气膹郁"，"呕"见于"诸呕吐酸"，兹不重复。

《痿论》云："肺热叶焦则皮毛虚弱薄急，着则生痿躄也。"可见"五脏使人痿"是由于五脏所生的精神气血，所主的皮肉筋骨，皆由肺脏输布之津液以滋养，若皮肤急薄而胶着，则津液不能转输，是以五脏皆热而生痿躄矣。然而"肺热叶焦"津不自生，必借胃纳脾运，精气上输于脾，脾气散精上归于肺所以"治痿独取阳明"，此即"治病必求于本"之义。叶天士用养胃汤滋土以润肺，亦治痿独取阳明之意。东垣治痿，着眼于胃热脾湿，方名"清燥"，以清湿热化燥之源则阳明太阴同治。其中黄柏合苍术名二妙散，为湿热化燥致痿的正药。丹溪治痿着眼肝肾，是"始为热中，末传寒中"，久病及肾，治病治人之义也。

【原文】

诸厥固泄[1]，皆属于下[2]。(《素问·至真要大论》)

【注释】

[1]诸厥固泄："厥"有二义：第一，昏厥而人事不省；第二，手足逆冷，即《伤寒论》谓"凡厥者，阴阳气不相顺接便为厥。"张景岳："厥"，逆也（本条属手足逆冷），厥有阴阳二证，阳衰于下则为寒厥，阴衰于下则为热厥。固，指前后不通，即大、小便不通，阳虚则阴浊不化，属寒闭。火盛则津液干涸，属热结。泄，指二阴不固，即大小便失禁，包括泄、痢、遗尿、遗精，火衰则阳虚失禁，属寒泄，火盛则暴注下迫属热泄也。

[2]皆属于下：下，指下焦，即指肝肾而言，以"肝主疏泄"，肾司二便"，故云属下，"下焦如渎"、"下焦主出"，二便不通或失禁均属于下焦的作用失常，故云"诸厥固泄，皆属于下"。

【凡按】

但也有涉及到上焦肺，如小便癃闭，导水必自高源，

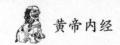

以上窍开则下窍泄。又肺主气，肺清则气行，肺浊则气壅，况肺与大肠相表里，二便之通利与肺相关，二便失于禁固亦与肺相关，故《金匮·肺痿篇》："遗尿、小便数，以上虚不能制下，此为肺中冷"，宜甘草干姜汤以温之。《内经》亦云："中气不足则溲便为之变"，宜补中益气汤以调之。此又皆下病上取法也，活法在人，应从整体考虑。

（四）六气为病（六淫病机）

【原文】

诸病瞀瘛①，皆属于火②。（《素问·至真要大论》）

【注释】

①诸热瞀瘛：诸热，多种热病。瞀，音冒，神志昏闷也。瘛，音翅，抽搐、筋脉拘急。邪热伤神则瞀，亢阳伤血则瘛。筋脉失养，相引而急，名曰瘛。

②火：指六气中的火

【名家论述】

赵棣华："诸热瞀瘛，皆属于火。高热、昏迷、肢休拘急抽搐（角弓反张，抽筋），

日月为易图，选自宋代佚名辑《周易图》

多为六淫之火邪侵入营血，逆传心包所致。兼见神昏谵语，舌质红绛，治宜清心开窍，安宫牛黄丸、至宝丹之类；小儿惊风的高热抽风，又当以清热熄风，轻者银翘散加蝉衣、僵虫、全蝎、钩藤，重则羚羊钩藤汤化裁治之"。

沈仲圭："紫雪丹以泻热开窍为长；至宝丹具透窍镇痉之能；安宫牛黄丸清心醒神，而三方均可随证与汤剂同用。小儿惊风的高热抽风，又当治以清热熄风，轻者银翘散加蝉蜕、僵蚕、全蝎、钩藤，重则用羚羊钩藤汤化裁治之。"

程杏轩："小儿感受暑风，发热不退，肢搐体重，目斜口喎，此证小儿夏间患者甚多，治之不如法，往往不救。予治此证，每用黄土一石，捣细摊于凉地，上铺荷叶，再用蒲席与儿垫卧，俟热退惊定，方可抱起。"按：此法泥土吸热，荷叶清暑。益阳名医李星鹊于50年代中期治"乙型脑炎"34例，均用此法退烧，并佐以藿香正气散加减。因舌质淡红，苔白腻，故不用宫宫牛黄丸。或问：为什么药用宣发？李氏说，治湿气郁遏之热应以"不关门"为原则。

【凡按】

临床表现为高热、昏迷、肢休拘挛抽摔（角弓反张），多为六淫之火邪浸入营血，逆传心包所致。兼见神昏谵语，舌质红绛，宜《温病条辨》的清营汤主之。如昏迷不

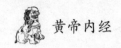

省，治宜清心开窍。

但要注意，如妇人产后三大症：病痉、郁瞀、大便难。其中有痉、有瞀，皆属虚证，不属火。中风在络，而出现瞀、瘛症状，其病机主要是肝风、痰阻、气虚、血瘀……非火之过，常须识此，勿令误也。

【原文】

诸禁鼓慄①，如丧神守②，皆属于火。（《素问·至真要大论》）

【注释】

①诸禁鼓慄：禁，同噤，即口噤不开。鼓，即鼓颔。慄，寒战。诸禁鼓慄，多属寒冷之象，为什么也属于火证？这涉及到如何鉴别真热假寒的问题。

②如丧神守：即烦燥不安，烦燥多因内热而作，这就提示虽见"诸禁鼓慄"，从表面上看，属于寒证，但若出现"如丧神守"烦燥不安的内热炽盛症状，则应考虑为真热假寒证。当然，尚须验其舌质、舌苔、口气之臭秽、胸腹之灼热、小便之色泽加以鉴别。

【名家论述】

刘完素："火极似水，热极生寒而禁栗，宜开发上焦以升越阳气如凉膈散，或宜通泻中焦以降内热，如三一承气汤。本证多由火邪郁遏，阳气不得外达所致。"

【凡按】

喻嘉言治一伤寒病人，身热已退，十余日外，忽昏沉，浑身战栗，手足如冰，一医已合就姜附之药，嘉言阻之，用调胃承气五钱，煎成，热服半盏，片时又热服半盏，厥冷渐退，人渐清醒，这是用药微妙之处。如重剂峻攻，则心力衰弱而导致死亡，乃刘完素治此证用三一承气之经验也。仍与前药服至剂终，人事大清，忽然浑身壮热，再与大柴胡汤一剂，热退身安。或问：本病皆曰阴证，却按阳证似阴，用下药而应手生效，何故？答：凡伤寒病，初起发热，煎熬津液，鼻干、口渴、便秘，渐至发厥，不问而知为热病。若阳证忽变阴厥者，万中无一。因为阴厥得阴证，一起病便直中阴经，唇青面白，遍身冷汗，便利不渴，身倦多睡，睡则人事了了，与伤寒传经之热邪，传入转深，人事昏沉者不同。可见"人事了了"与"人事昏沉"，也是"诸禁鼓栗"辨别属寒属热之依据。

完素治战栗，是从"人之伤于寒也，则为病热"着眼的，在这个时候，"体若燔炭，汗出而散"。失治则"其病热郁甚而反寒"，再失治则"热深厥深"，反恶寒战栗，甚至脉伏不见，成为"脉厥"。寒是病的现象，热是病的本质，完素治此，经验非常丰富，此是在《伤寒论·厥阴篇》"伤寒脉滑而厥者，里有热也，白虎汤主之"的基础上作了进一步发挥。得喻嘉言的实例补充，则治真热假寒

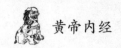

之证，胸有成竹矣。

【原文】

诸逆冲上^①，皆属于火^②。（《素问·至真要大论》）

【注释】

①诸逆冲上：诸逆，各种气逆。逆，凡违反正常生理功能，则为逆。冲上，即表现为上冲。

⑦皆属于火：张景岳："火性炎上，故诸逆冲上者，皆属于火。然诸脏诸经，皆有逆气，则其阴阳虚实有不同矣。"

【名家论述】

张景岳："如《素问·藏气法时论》：'肺苦气上逆'。《脉要精微论》：'肝脉搏坚而长……因血在胁下，令人喘逆。'《示从容论》：'喘咳烦冤者，是肾气之逆也。'《阴阳别论》：'二阳之病发心脾，其传为息贲也。'《灵枢'四时气篇》：'善呕，呕有苦，长太息，心中憺憺，恐人将辅之，邪在胆，逆在胃也。'《素问·骨空论》：'冲脉为病，逆气里急。''督脉为病，从少腹上冲心而痛，不得前后为冲疝也。'凡此者，皆诸逆冲上之病。虽'诸逆冲上，皆属于火'，但阳盛者，火之实；阳衰者，火之虚。治分补泻，当于此详察之矣。"按：《金匮》云："食已即吐者，大黄甘草汤主之。"此属于胃热上逆呕吐，特点是食已即吐，呈喷射状，大便秘结，治宜泻热和胃，地道一通，胃气下降，呕吐自止。《金匮》又云："火逆上气，咽喉不利，止逆下气，麦门冬汤主之。"尤在泾云："从外来者其气多实，故以攻发为急，从内生者其气多虚，则以补养为主。"前者属实火之呕吐，后者属虚火之喘逆。《多匮》又云："呕而胸满者吴茱萸汤主之。"此属胸中阳虚，而阴寒之邪上逆，故取吴茱萸之散阴降逆，人参、姜、枣补中以治冲逆之由。

【凡按】

凡呕吐、呃逆、噫气、吐衄、气上冲胸等证，多属于火气上逆所致，但这是病的现象。张景岳列举《内经》有关气逆冲上的原文加以分析，认为人体诸脏诸经皆有气逆，证之于《金匮》之吐逆、喘逆、胸满气逆，就有虚实寒热之分，因而在治疗上有补有泻，这是符合临床实际的。因此，对于气逆上冲诸病，不能一概以实火对待，应从《内经》总的精神加以理解，不可拘执。

【原文】

诸躁狂越^①，皆属于火^②。（《素问·至真要大论》）

【注释】

①诸躁狂越：躁，烦躁或躁动。狂，狂乱也，言语失常，举止妄动。越，踰越常度，如登高而歌之类。

②皆属于火：诸躁狂越的各种临床表现，从其性质来看均属于一种兴奋亢进现象与火相似，所以谓之"诸躁狂

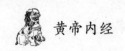

越，皆属于火"。

【名家论述】

张景岳："躁，躁扰不宁也。狂，狂乱也。越，失常度也。热盛于外，则肢体躁扰；热盛于内，则神志躁烦。"

【凡按】

"罗谦甫治一例，病五、七日发狂躁乱，弃衣而走，呼叫不避亲疏，脉得六至，数日不大便，渴饮潼（羊）乳，罗说："此因触冒寒邪，失于解利，转属阳阴证，胃实谵语，又饮羊乳以助其热，两热相合是谓重阳。《难经》说'重阳者狂'，阳胜宜下，急以大承气汤一两半，加黄连二钱，水煎服之，当夜下屎数行，得汗而解，次日身凉脉缓而愈"。亦有证见双目呆视，心烦不寐，健忘怔忡，或梦中惊叫外跑，或狂笑不休，或吐黄浊稠痰，舌质红，苔黄腻，脉弦。此属痰热扰心，治宜清心豁痰，黄连温胆汤主之。

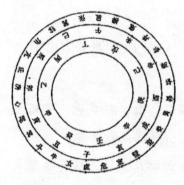

十干十二支二十八宿对应图

王孟英治一人"两目发赤，牙龈肿痛，渐至狂妄，奔走骂人，不避亲长，诊其脉大而数，重按虚数，与东洋参、熟地黄、朱砂、磁石、龙齿、菖蒲、枣仁、琥珀、金箔、龙眼肉等，投剂即安"。此属虚狂，多见于"五志之火"。

历代医家对狂越者属火，火有虚实，尚无争议，如《内经》"阳厥狂怒，治以铁落"，孟英于虚狂亦用磁石、金箔，可证。但就躁而言则有不同看法。如成无己云："烦出于心，躁出于肾。"李东垣则认为"阴躁欲坐井中"，"阳已先亡"，"内热而躁者，有邪之热也，属火；外热而躁者，无根之热也，属寒"。烦与躁不同，烦者心中烦，为内热也，躁者身体手足躁扰，或裸体不欲近衣，或欲投井中，为无根之外热，宜附子理中、四逆辈热药冷服以投之，若投凉药，则倾刻喘汗外脱而死。吴汉仙说："若阴极发躁，面赤唇焦，举动失常，欲坐卧于泥水中者，察其脉，必大而无力，景岳所谓戴阳虚狂也，非取辛热之附子，不能追还散失之元阳。"（《医界之警铎》）

然，尤在泾说："狂证未有不从惊而得者，龙齿最能安定；狂证未有无痰者，惊则气逆，逆则痰聚；狂证未有无火者，火性炎上，故登高而歌，弃衣而走，黄连能泻心火。病属阳明，故用大黄以泻之，釜底抽薪法也。"此诚为经验之谈。余治1例患者，月经瘀阻发狂，用犀角地黄汤不愈，审其舌赤苔黄、脉重按有力，加大黄应手而愈。

【原文】

诸病胕肿①疼酸惊骇②，皆属于火。（《素问·至真要大论》）

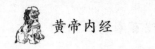

【注释】

①肘肿：张景岳曰："胕肿，浮肿也。"

②疼酸惊骇：疼，即疼痛，"酸"即痠胀，"惊骇"即惊恐骇怕。

③火：阳实于外，火在经也。这时所讲的肿，是指全身或上下半身的部分浮肿，多属暴发性，其病机是"阳气郁滞"，水邪泛滥。

【名家论述】

刘完素："治结阳证，四肢肿满，热菀（郁）不散，或毒邪攻注，大便秘涩，犀角汤主之"（《宣明论方·诸证》）。按：此方用柴胡、升麻，火郁则发之；木通化气利尿；麦冬、射干清水之上源，使肃降达于州都；芒硝、甘草得调胃之意，润肠通便，深合枢机升降之旨，具有"开门洁府"的作用。

【凡按】

疾病的证候相同而病机不同，则治法亦异。如皮肤红肿酸疼，多属于湿渍经络化热，或湿热阻滞经络，见肢体关节红肿疼酸，属热痹范畴，治宜清热除湿，通经活络，吴鞠通用宣痹汤加减治之，"痹者气机郁闭之谓，知此字之解，则知治痹之法"。如胕肿出现关节疼酸，脉浮身重，汗出恶风，不属于阳气郁滞，而属于卫阳不足，水湿内停，宜补气以行湿，主防己黄芪汤，当据病机的转变，而同病异治。

此外，对本条亦有不同的见解者："胕同跗，足背也"，足背浮肿属火的很少见到，如果因于火热引起的丹毒、流火、脱疽，其部位大都发生在下肢胫、跗部。其症状焮热、灼痛、酸楚手不可按，按之则惊骇不安；且火毒内盛时也会影响神志，故"惊骇"不但是怕痛的表现，而且有心神不安的征象。对此种病因认识，不是心火，就是血分有火兼感湿热之邪，在治法上，丹溪用生地、黄柏、苍术、牛膝以凉血、清热、燥湿，王孟英以知柏、生地、赤芍、银翘（可加荆防）清热解毒、凉血疏风，如属"脱疽"焮肿，则用四妙勇安汤养阴活血，以清热解毒，有别于全身浮肿。后者于跗肿疼酸更为切合，可资参考。

【原文】

诸胀腹大①，皆属于热。（《素问·至真要大论》）

【注释】

①诸胀腹大：胀，胀满，包括胸、胁、胃、肠、少腹等部位；腹大，腹部胀大，包括各种暴腹胀。

【名家论述】

张景岳："热气内盛者，在肺则胀于上，在脾胃则胀于中，在肝肾则胀于下，此以火邪所至，乃为烦满，故曰'诸胀腹大，皆属于热'。"

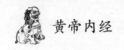

【凡按】

李士材治1例患者，夏令好饮水，一日来回于烈日之下，饮水计十余碗，便胀满不能食，过十多天，腹胀如抱瓮，气高而喘。士材说："皮薄而光，水停不化也，且六脉坚实，其病暴成，法当利之"，遂以舟车丸加青皮、陈皮，每服三钱，以香薷汤送，再剂而二便涌决如泉，复进一钱五分，腹减如故，用六君子汤十剂善后，此水饮内蓄，急则治标，即中满者泻之于内是也。此在完素小量给药法的基础上，加香薷汤送，则"开鬼门、洁净府、除陈莝"三法并施，故二便涌决如泉，盖外窍通则内窍泄，故见效快。必须用健脾益气药以巩固疗效，这是完素未言之旨。

人体出现胀满或腹大的原因是很复杂的，非单纯热的因素，如《异法方宜论》："脏寒生满病"。《经脉篇》："胃中寒则胀满"，病由积渐而成。《金匮要略》："腹胀时减复如故，此为寒，当与温药。"言寒胀也，东垣曰："大抵寒胀多，热胀少"。岂虚语哉？故治此者，不可以诸腹胀大，悉认为实热，而不察其盛衰之义。东垣立中满分消汤以纠完素之偏。

【原文】

诸病有声①，鼓之如鼓②，皆属于热③。(《素问·至真要大论》)

【注释】

①有声：指有声音可听。

②鼓之如鼓：句中前面一个"鼓"字作动词解，即以手叩腹，后面一个"鼓"字作名词解，即腹如鼓，外坚满，中空无物，叩之有声。

③皆属于热：张景岳云："鼓之如鼓，胀而有声也，为阳气所逆，故属于热。"

【名家论述】

刘完素："有病心腹满，旦食则不能暮食……名为鼓胀，治之以鸡矢醴，一剂知，二剂已。"

龚信："治一切肚腹四肢肿胀，不拘鼓胀、气胀、湿胀、水胀等，用雄鸡矢白四两（山林蓄养者更佳，以其多食虫蚁，寓有虫类搜剔之意）炒黄，以好酒半斤淬水，煮作一碗，过滤去渣，令病人饮之，少倾腹中气大转动作响，从大便利下，于脚膝及脐上下先见皱纹，其肿渐消。后如利未尽，再服一剂，继以温粥调理。"（《古今医鉴》）

按：此方源于《素问·腹中论》。鸡矢（屎）微寒，泻下之力颇峻，宜于浊气阻滞，暴腹胀大，深合完素开通郁结的论点。这个传统经验，后人用之多效。于《千金方》、《本草纲目》等均有记载。余昔在农村遇 1 例腹胀如鼓，腹皮灼热，叩之有声患者，诸治不愈，试与"鸡矢醴"，导下积滞而胀消，与香砂六君善后而愈。取鸡矢白法：将

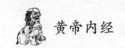

雄鸡罩于木板上，饲以谷米，一星期后，于鸡矢堆上取其
纯白。此腐浊之中，自有神奇也。

薛瘦吟："鼓胀证，湿邪入络者居多，消滞利水，徒
伤气分，岂能见功，因制开郁通络饮。"按：此系轻以去
实之方，与完素三花神佑丸有轻重缓急之别。

【凡按】

完素立论，既着重于"诸胀腹大，鼓之如鼓"皆属于
热，而用辛苦寒药以疏通肠胃郁结，如三花神佑丸之类。
但他在诊治过程中，也注意了"脏寒生满病"、"胃中寒
则胀满"等热不足而寒有余的病证。他治"膜胀"，认为
是"阴盛生寒，腹满膜胀，且常常如饱，不欲饮食，进之
无味，主吴茱萸汤。"用辛温大热之剂，以温化胃肠寒凝。
（《宣明方论》）证明完素治热病多主寒凉，治杂病则寒温
并用，仍然是"辨证论治"的。

临床上根据四肢不肿，胀惟在腹，是为单腹胀，一名
鼓胀（含蛊胀）。"色苍黄，腹筋起"属肝硬化腹水，病
起积渐，气结血凝，不可与暴腹胀大同日而语。治法为
"损其肝者缓其中"，主要是健脾助化，温肠宣痹，使其肝
脾平调，物得以化。余治1例晚期血吸虫病肝硬化高度腹
水，医用峻泻导水无功，患者腹胀甚，欲自穿放水，余止
之，认为病以水蓄，三焦的决渎功能减退，因重用苍术30
克、鸡内金10克健脾以助化，黄芪25克益气以利尿，附

片5克、荜澄茄5克温肾以宣肠肌之痹，此三焦同治而重在中焦。10剂毕，大小便畅行，胀减肿消而愈。此"末传寒中"之治。

【原文】

诸转反戾①，水液浑浊②，皆属于热。（《素问·至真要大论》）

【注释】

①诸转反戾：转，转筋。反戾，拘挛。

②水液浑浊：水液，指小便。浑浊，指黄赤不清。

【名家论述】

张景岳："诸转反戾，转筋拘挛也。水液，小便也。河间曰'热气燥烁于筋则挛瘈为痛，火主燔灼躁动故也。小便浑浊者，天气热则浑浊，寒则清洁，水体清而火体浊故也'。"

【凡按】

水液浑浊，在人体应包括小便黄赤和浑浊如膏。小便黄

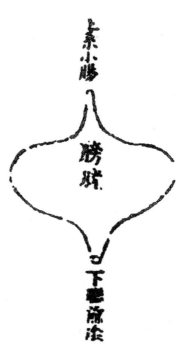

明代高武《针灸聚英》脏腑图这膀胱图

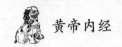

赤，盛暑汗多，则赤涩而短少。即完素所说："天气热则浑浊"，属津液少而内热增的表现，用益元散。后人合生脉散（人参、麦冬、五味子），或西瓜汁以清热养阴利尿。如表寒诱发内热，中外郁结燥而无汗，口渴尿赤，完素用"石膏、知母、滑石、甘草、葱豉之类，汗出而解"。但必须具备发热、口渴、小便黄赤，才能适用辛凉重剂。此《内经》所谓"治病必察其上下"是也。

湿热相搏，易于导致"身黄发热"，而完素却从《素问》"肝热病者，小便先黄"这个论述察觉湿热郁结在里，不等待明显的黄疸出现，先给栀子柏皮汤。这对后人防治传染性肝炎，用茵陈甘草汤、田基黄等清热利尿，有很大的启发。

朱丹溪云：转筋皆属血热，用四物汤加黄芩、红花等。论点与完素合，以热甚易于脱水。不过，以转筋仅为热证，总失全面。如《灵枢·阴阳二十五人篇》云："血气皆少，则善转筋"。其中亦各有虚实之不同者，如伤暑霍乱而为转筋，热之属也，宜用甘酸凉润之剂，柔和以养筋——如芍药甘草汤之类；如冒非时风寒，寒湿中脏而为霍乱转筋，寒之属也。宜用温热之剂，理中气，温煦经脉以逐阴邪——如附子理中汤加木瓜（收合血津之余）之类。此寒热之治虽异，而补液之法则同。

水液浑浊，小便黄赤属热者固多，而由于阴虚内热，见于虚损病例者亦复不少。此类病人必出现五心烦热、失眠、口干、舌红、舌裂等症。后人用六味地黄汤去山萸加白芍、麦冬、五味以养阴清热。又（《灵枢·口问篇》）说："中气不足，溲便为之变"。气陷而阳郁于下，则小便黄赤，脾虚消化不全，则小便浑浊。义有如此，证之转筋者亦然，寒热之治虽异，而补液养筋之法则同。掌握"有无求责"之经旨，则有助于对本条的全面理解。

【原文】

诸呕吐酸①，暴注下迫②，皆属于热③。（《素问·至真要大论》）

【注释】

①诸呕吐酸：完素云："烦渴呕吐，皆热证也"。"酸者，热郁所致，如饮食热则易于酸矣"。

②暴注下迫：完素云："暴注，卒暴注泻也。肠胃热盛而传化失常，火性急速故如是也。""下迫：后重里急，窘迫急痛也"。

③皆属于热：完素云："暴病急速，故皆属于热。"

【名家论述】

吴崑："火有炎上之象，故呕。酸，肝之味也。火胜制金，不能平木，木旺而协于热，故吐酸（按：实是胃酸上泛的反应）。肠胃热则传化失常，故暴注，火性急速之象也。火能燥物，又急且速，故令下迫。"

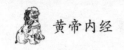

【凡按】

对本条之理解宜从吐出物或排泻物之"声"和"势"方面着眼。临床常见，饮食入口即吐，呕吐如喷射状，烦热不宁，渴欲饮水，水入即吐，舌红苔黄，脉弦滑数，此热呕之属也。治以清热解毒，宜五花地丁饮，方中蒲公英清胃热，再加藿香、白蔻以宣化湿浊，另用锈铁一块烧红，放置钵内，加入黄连 2 克（不要烧焦），开水淬之，俟冷兑药，呷服（即少量多次服）。结合平肝降逆，立效。仍呕不止者，用面粉一两，鸡蛋清一个，白酒调成面团，按揉患者胸部，揉过的面团中可以发现丝状物如羊毛，民间称为"羊毛痧"。经过服上方及外治法，一般即能止呕进食。

吐酸，完素提出"热郁致酸"的论点。东垣认为："杂病醋心，浊气不降，欲为中满，寒药岂能治之乎？"朱丹溪曰："或问：吐酸，《素问》明以为热，东垣又以为寒，何也？曰：《素问》言热者，言其本也（即致酸的因子），东垣言寒者，言其末也（即成酸的结果）。"余尝治吐酸，用黄连吴萸各制炒，随时令选为佐使，苍术茯苓为辅，汤浸蒸饼为小丸（巫注：蒸饼即馒头），仍教以粝食蔬果自养，则病亦安。丹溪治吐酸从左金丸，其理由是"吞酸者湿热郁积于肝，而伏于肺胃之间，宜吴萸顺其性而折之，此反佐之法也，必以炒黄连为君，以清其胃热。"

丹溪善治寒热错杂之证，如此可见一斑。

"暴注下迫"，多见于急性发作之热毒痢，上吐下泻，烦躁口渴，舌红苔黄，脉弦滑，肛门灼热，泻出如喷射状，热痢和热泻，可选用白头翁汤，葛根芩连汤加减，亦有"热结旁流"属阳明腑证，如"少阴病，自利清水，色纯青，心下必痛，口干燥者，急下之，宜大承气汤"。通其结而利自止。

疾病的反应是千变万化的，不能拘于一点看问题。"诸呕吐酸，暴注下迫"，也有属寒属虚者。正如张景岳说："阴阳盛衰，则变加冰炭，胡可偏执为论。"其鉴别在于呕吐物、泻出物的色、声、臭味，舌象、脉象等方面所反映的症征不同。责其所同，求其所异，则思过半矣。

【原文】

诸暴强直①，皆属于风②。（《素问·至真要大论》）

【注释】

①诸暴强直：暴，突然发作，张景岳："暴，猝也。"强，读疆，筋骨不能自主谓之强。直，手足僵硬，不能屈伸谓之直。强直即筋病强劲不柔和也。

②皆属于风：张景岳："肝主筋，其化风，风气有余，如木郁之发，善暴僵仆，肝邪实也，风气不足，软庚拘缓，肝气虚也。此皆肝木本气之化，故曰属风，非外来虚邪贼风之谓。"按，此即叶天士"内风皆阳气所化"的立

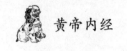

说根据。

【名家论述】

巫君玉："有高热神昏齐发之抽搐当亦属此范围，热闭舌红而尖刺，目睛色红，治宜凉开，用至宝、紫雪、安宫牛黄丸之类"。

赵棣华："诸暴强直，皆属于风。突然角弓反张，四肢拘急，或半身不遂，属于风的表现。多为热胜生风或肝风内动。但热胜生风多有高热、昏迷；肝风内动多有眩晕、脉弦。这里要注意'暴'字，暴强直才属于风，不暴而强直者，则不一定属风了。"

【凡按】

此外亦见金创痉、产后痉、脐风撮口、破伤风等，其特点：牙关紧闭，吞咽困难，颈项强直，四肢抽搐，角弓反张，不能转侧，呼吸急促，痰涎涌盛（破伤风则呈苦笑颜），宜以止痉散、羚羊钩藤汤、芍药甘草汤加减。如狂犬病的喉头痉挛（恐水症），宜止痉散结合《金匮要略》的下瘀血汤（大黄、桃仁、䗪虫）加紫竹根煎服，当下血如猪肝，则愈。癫痫，民间亦称"羊痫风"、"猪婆风"，临床表现为突然暴仆，强直抽搐，两目斜视，口吐白沫，人事不省等症状，发作醒后如常人。病久体虚者常以归脾汤加建菖，配合白金丸内服，能控制其发作。

【原文】

诸痉项强①，皆属于湿②。（《素问·至真要大论》）

【注释】

①诸痉项强：痉，痉症，身体劲直而背反张，摇头戴眼，口噤肢挛。项强，颈项强直。

②皆属于湿：注家颇多不同的见解，河间认为是湿兼风化，景岳认为湿兼寒化，吴鞠通则认为，"六淫皆能致痉，而以风为主要因素，并以六淫致痉为实证，产后、久病、风家误下、湿病误汗为虚痉。中湿即成痉证者少见，因为湿性柔而下行，不似风性刚而上升，其间有兼风之痉，如小儿吐呪（按：呪音现，即小儿不呕而吐乳）"。"欲作痫（按：即痉厥）者，五苓散最妙"。这不是治风而是治湿，因为吐呪就是"湿胜中满"的反映，即完素所谓"兼化而非风"的例证。

【名家论述】

薛生白："湿热证，三四日即口噤，四肢牵引拘急（即《内经》'湿热不攘，大筋软短，小筋弛长'之义），甚则角弓反张，此湿热侵入经络脉隧中，宜鲜地龙、秦艽、威灵仙、丝瓜络、海风藤、酒炒黄连等（《湿热病篇》）。"按：此即刘完素所说"湿过极，反兼风化之治。"

【凡按】

"诸痉项强，皆属于湿"，只是说湿可以导致病痉，如湿寒、湿风、湿热之类，绝不是凡属痉病都由湿而引起。如《金匮要略·痉湿暍篇》："太阳病，发汗太多，因致痉。""夫风家下之则痉，复发汗必拘急"，"疮家虽身疼痛，不可发汗，汗出则痉"。尤在泾说："此原痉病之由，有此三者之异，其为脱液伤津则一也"。《内经》云："阳气者精则养神，柔则养筋，阴阳既衰，筋脉失其濡养而强直不柔矣。"此痉病标本虚实之异，不可不辨也。可见湿是病的现象（如"因于湿，首如裹"），兼化是病的过程，脱液伤津是变成痉病的实质。

【原文】

诸病水液①，澄澈清冷②，皆属于寒③。（《素问·至真要大论》）

【注释】

①水液：人体中的各种排泻物，包括疮疡渗出物在内的各种液态物质均属水液范围。王冰："上下所出，及吐出、尿出也。"

②澄澈清冷：澄澈，张景岳云："即透明而不浑浊也。"清冷，寒凉之象。

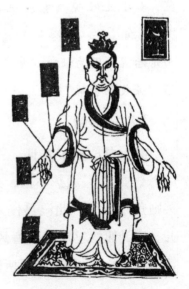

《铜人图经》
五输穴图中的心经图

③皆属于寒：水体清，其气寒，故凡或吐或利，水谷不化而澄澈清冷者，皆得寒水之化，如秋冬寒冷，水必澄清也，即属此义。

【名家论述】

赵棣华："鼻涕清稀者，外感风寒多见；痰清稀而多者，多属肺蓄寒痰冷饮，法当温化。呕吐清水，多属胃寒，法宜温胃；尿清长而夜多者，肾阳虚多见；大便鹜溏，多属寒湿；久泻不止，与脾肾阳虚有关，宜温脾肾，如桂附理中汤合四神丸之类。白带清冷，月经色淡，多与宫寒有关，宜艾附暖宫丸，温经汤可选用"。

【凡按】

本条是人体在致病因素作用以后，通过各种排泻物而反映出疾病的属性，宜与"水液浑浊"对看。如咳吐涎唾清稀泡沫，小便清白夜多，大便稀溏腥臭、完谷不化均属寒；粘、稠、浊、浓、黄、腐臭均属热。疮疡出脓亦然，稠、粘、红紫、浑浊、腐臭属热；稀、清、冷、水样脓夹豆腐渣样、腥臭属寒。但"澄澈清冷"的"冷"字是对"热"而言，常与全身反应有关。人体阴阳升降，三焦通畅，脾胃调和，乃能腐熟水谷，变化糟粕，传导转输，下走肠间。若脾胃虚冷，水谷不化，则阴阳痞隔，三焦失调，浊气在上发为呕吐，清气在下则生飧泄。此从人的整体说明"澄澈清冷"的病机。所以治病必须治人，"治病

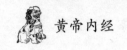

必求于本"。

八、治则

《史记·扁鹊仓公列传》云："人之所病,病疾多;而医之所病,病道少。"按:扁鹊临证之多,阅历之广,自谦于学术之不足也。而《内经》中的治则"归之则一本,散之则万殊",勤求博采,可以触类旁通。其指导原则,还包括了激发自然疗能,提高免疫机制,安定精神,平衡心理,加强营养锻炼,考虑社会因素等等。实扁鹊有以启之,故乐于《治则崇原》之辑。既提到一个"原"字,不能不提到与张仲景同时的罗马名医盖伦氏说:"医者,自然也,医生者,自然之仆也。"余无言氏著《大自然医学论》(《名老中医之路》),与此互发。近人日本冈本常男在所著《顺应自然的生存哲学》中亦指出:"大自然是人类健康的导师",并认为,"其实,我们的命运和身心健康都掌握在自己的手中。健康的生存哲学,发现您自己的能力和潜力。"此与盖氏之意同出一辙。

治则,是《内经》治疗疾病的法则。是以阴阳、藏象、经络、病因、病机、四诊、八纲为基础,按疾病的起因,病变所在,以及病邪发生、发展的普遍规律而确定的。

《内经》中的治则,内容丰富。它从整体观念出发,因人、因地、因时制宜，并以审因辨证为前提，而重在整体调节，阴阳平衡。根据疾病的标、本、缓、急等，论述了"治病求本"的原则性及"急则治标"、"缓则治本"和"标本兼治"的权变性。此外，按证候的"真"、"假"又提出了正反逆从的处方用药原则。在具体治疗中，既重视攻邪，而"邪之所凑，其气必虚"，又重视扶正，"正气存内，邪不可干"。这些正确的观点和精辟的论述源远流长，都是必须继承发扬的。

（一）用药如用兵

内经治则，是古代医家从长期的医疗实践中，总结出的带有规律性的东西，为传统的学术思想指导，历代医家习而用之，度越纵舍，常收到出奇制胜之效，属医略范畴。

本书从中医经典著作《内经》中，摘出紧密切合临床的治则54条，分为20类，撷取散在的明珠而贯串之，仿《孙子十一家注》的战例体裁，笺述于条文之后，词深者，笺释以穷其源，旨奥者，述义以畅其义。由此可以说明治兵与治医，用虽异而道则同。军事哲学亦源于黄帝时代，俱为人之司命，安危所系，殊无二致。故选医如选将，将须"智、信、仁、勇、严"，医须胆大、心细、智圆、行方；用药如用兵，良将"治众如治寡"，良医"方成而知

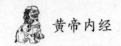

约"；兵无选锋必北，药无配伍乃乱；兵家先知敌情，制胜如神，医家析情诊神，神完气足主清吉，神浊气竭主夭亡。

医家治病求本，犹兵家必究"天地阴阳，寒暑时制"。医家之审时度势，犹兵家之"知己知彼，百战不殆"。医家之标本缓急，犹兵家之"动而不迷，举而不穷"也。医家之内外察机，犹兵家之"见于未形，察于未成"也。医家之方治逆从，犹兵家"以正合，以奇胜"也。医家之表里浅深，犹兵家之进退权变也。医家之整体调节，犹兵家之"捣虚，形格势禁，则自为解耳"。医家之伏主先因，犹兵家之"乱生于治，怯生于勇，弱生于强"之推论也。医家之中外先后，犹兵家之"兵无常势，因敌以应变"也。医家之脾胃为后天之本，犹兵家之"军无粮食则亡"也。医家之阴阳求属，犹兵家之"自有阴阳刚柔之用"。医家之过正必偏，犹兵家之"兵犹火也，勿戢将自焚"。医家制方有约，犹兵家之"不知用兵之害者，则不能尽知用兵之利"。医家之"平治权衡"，犹兵家之"悬权于衡"、"审知轻重而后动也"。医家之苦乐异治，犹兵家之"校之以计，而索其情"也。医家之精神治疗，犹兵家之"以治待乱，以静待诈，此治心者也"。医家之防重于治，犹兵家之"备预不虞，善之善者也"。有备无患，都重在思患预防也。

然而，"兵贵神速"，药期速效，"无击堂堂之阵"，"无刺熇熇之热"，"守其所不攻也"，"先安未受邪之地"。"可胜者攻也"，"邪去正自安"。"不可胜者守也"，"养正积自除"。此孙子兵法与内经治则无不同也。学者极深以研机，从流以溯源，无疑将更进一步拓开思路而提高疗效，这是辑此书之用意所在，特弁数语，以志始末。

祝谌予曰："《孙子兵法》云：'知己知彼，百战不殆'，历代兵家无不奉为至诚，医家治病，有如兵家打仗，用药用兵均同此理。"

干祖望曰："自古未有人不知敌人之情而能胜者。曾治1例青年，奇寒七载，唯一特征，两手心灼热如焚。此真热假寒，用葶苈大枣泻肺汤，大泄肺经，以肺主皮毛，久困之热，通过玄府逐出体外而愈。又一例口腔腐烂多年，口水如涌，烧灼感十分严重，用清热解毒，一无成效。口水呈浓厚的腥味，即可证明是虚寒证，改用附桂八味汤，三剂病去大半，即以《金匮》肾气丸收功。前者捕捉住掌心烧灼，后者捕捉其臭呈腥味，这二者正是真实反射出来的'敌人之情'。"此即"用药如用兵"的道理。

（二）重在整体调节、阴阳平衡

1. 治病求本

【原文】

阴阳①者，天地之道②也，万物之纲纪③，变化④之父

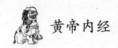

母，生杀之本始⑤，神明之府也⑥。治病必求于本⑦。(《素问·阴阳应象大论》)

【注释】

①阴阳：张岱年："'阴阳'是主语，讲它与'天地'、'万物'、'变化'、'生杀'、'神明'的关系。我们弄清了这些关系，也就弄清了《黄帝内经》的宇宙观。"(《中国唯物论史》)

②天地之道也：道，规律。王注："乃变化生成之道也"。胡天雄引《灵枢·刺节真邪篇》云："阴阳者，寒暑也。"这是对阴阳最具体的解释，寒来暑往，暑往寒来，以成一岁之功，所以说阴阳为天地之道，明乎此，则王注义自明晰。

③纲纪：张景岳："总之为纲，周之为纪，物无巨细，莫不由之。"

④变化：《天元纪大论》"物生谓之化，物极谓之变"。朱子曰："变者化之渐，化者变之成。"

⑤生杀之本始：张景岳："阳来则物生（按：如春之温，夏之热），阳去则物死（按：如秋之凉，冬之寒）。"

⑥神明之府：张景岳："神，变化不测也，明，三光著象也。府，所以聚物也。"

⑦治病必求于本：张景岳："本，致病之源也。人之疾病或在表，或在里，或为寒，或为热，或感于五运六

气，或伤于脏腑经络，皆不外阴阳二气，必有所本。故或本于阴，或本于阳，病变虽多，其本则一。知病所从生，知乱所由起，而直取之，是为得一之道。譬伐木而引其柢，则千枝万叶莫不弗从矣。倘但知见病治病，而不求其致病之因，则流散无穷，此许学士所谓广络原野，以冀一人之获，诚哉疏矣。"

【名家论述】

肖龙友："治病必求于本，是指根本，根本就是气血阴阳。"

匡调元："景岳紧接着解释此阴阳，而未点明体质之阴阳，确是未中要害，因为体质才是人之本，病因之阴阳作用于体质之阴阳，综合而呈现证候之阴阳，其根本环节在体质。'辨质论治'，《内经》所以强调治病求本。此知其要者一言而终是也。"

张灿玾："本，就是病变的本质，实际指阴阳偏倾这个根本原因"。

【凡按】

自然界如此，人类亦然。"万事万变，既皆本于阴阳"，

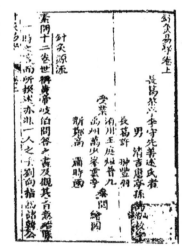

清代李守先
《针灸易学》书影

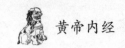

而病因、病机、理法、方药，则皆然。故治病者，必求于本，或本于阴，或本于阳，然后可以施治，亦即《内经》"谨察阴阳所在而调之，以平为期"之旨。这一总的治则，实包含了生物、心理、社会与自然因素，特别是内外环境恒动的整体观和治病必须治人、旨在求衡的辩证法。治病求本，"生之本，本于阴阳"，"人以阴阳之气生，四时之法成"。治病求本，实为求人生之阴阳，而非"疾病之本原"，人为本，病为标。中医并非单纯治病的医学，而主要是治人的医学，治人而病自治。

张景岳在《类经·论治中》引王应震之歌诀举例说明："见痰休治痰，见血休治血，无汗不发汗，有热莫攻热，喘生勿耗气，遗精不涩泄，明得个中趣，方是医中杰。"景岳云"此真知本之言"。虽然如此，但仍是浑金璞玉，引而未发，如何指导其临床实际？①"痰"是病理产物，如热阻而黄稠治宜清，寒凝而清稀治宜温，脾虚则湿聚而生饮，治宜健脾以助化，肾虚则水泛而成涎，治宜温肾以纳气等等。且痰可以为病之果，亦可以为病之因。②"血症"有因风寒外束，血被郁遏而妄行，治宜宣发以解表；有因盛怒内生，血随气逆而吐衄，治宜降气平肝；"有因阳虚不温而阴必走"；"有因气虚失统而血下流"，治宜益气以统血。且失血常致停瘀，蓄瘀又可为病。③"无汗不发汗"，非不发也，在于辨明无汗之故。汗为热格而烦躁，表必兼清，汗为饮停而咳嗽，表必兼温；阴虚无汗则心烦脉数，阳虚无汗则肢冷脉沉，气虚则怠倦嗜卧，血虚则舌淡心忡。不以滋阴、温阳、益气、养血为发汗之资，则发而无汗，且导致病变。④"有热莫攻热"，非不攻也，在于治得其道。如风寒郁而为热，解其外则热自散；"温遏热伏"，身热不扬，午后较甚，治宜"清宣温化。"久热不退，气虚则怠倦嗜卧，阴虚则盗汗失眠。前者宜甘温除热，后者宜养阴潜阳。至于热之稽留必有所挟，徐灵胎曰："如挟痰、食、瘀、虫、水、饮，视其所挟而兼治之，有形能去，其热自退。"⑤"喘生勿耗气。"外感之喘治肺，内伤之喘治肾；治肺宜开，所以宣其气也，治肾宜纳，所以固其气也，岂宜耗气以损真元。⑥此外，固精止遗是常法，通精止遗，是变法。昔贤在益气安神的基础上，用刺猬皮通精以止遗即此理，故王氏及之，都是遵"人为本，病为标"之旨。

　　观于此，通过病的现象，寻求病的本质，判别真假，是求本；分析证候，探索病因，明确病位，是求本。从错综复杂的见证中，分清主次，抓住主要矛盾和矛盾的主要方面，是最重要的。

　　【原文】

　　五脏者，皆禀气于胃，胃者五脏之本也。（素问·玉机真脏论）

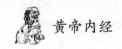

【名家论述】

皇甫谧:"人常禀气于胃,脉以胃气为本"。(《甲乙经》)

张景岳:"胃为水谷之海,以养五脏,故为之本。"

【凡按】

此治病求本之另一意义,本之为言,根也。世未有无源之水,无根之木,澄其源而流自洁,培其根而枝乃茂,自然之理也。故善为医者,治病必须治人,治人必求根本,而本有先天、后天之辨。先天之本在肾,后天之本在脾(胃),故"肾为脏腑之本,十二经之根,呼吸之门,三焦之原",人之资以为始者也。华元化云:"胃者人之根本也,胃气壮则五脏六腑皆壮",四时百病,皆以胃气为本。吴少怀云:"治病求本,要维护脾胃,遣方用药,贵在冲和,否则只见其病,忽视根本,虽小病也难愈。"黄文东亦云:"治病必须注意照顾脾胃,不能一见热象,就轻易用芩、连苦寒克伐,以免损伤脾胃,也不能一见阴血不足,就随便使用胶、地滋腻,以影响脾胃的运化功能。久病不愈与脾胃关系尤为密切。"人的先、后天又为本中之本,医者尤须注意于此,不可不深究也。

【原文】

谨察阴阳所在而调之,以平为期,正者正治,反者反治。(《素问·至真要大论》)

【名家论述】

吴崑："阴阳，脉证之阴阳也。不知阴阳所在，则以得为失，以逆为从，故谨察之也。调，治也。以平为期，勿令过也。正者正治，谓阳病见阳脉，阴病见阴脉，则以寒治热，以热治寒，治之正也。如阳证见阴脉，则以寒治寒，阴证见阳脉，则以热治热，治之反也。"

欧阳锜："疾病既然是人体平衡失调的结果，因此在治疗上，要恢复人体相对平衡的状态，关键在于能否准确地找到其不平衡之所在。阴阳五行学说用于分析病机，泛指病变的两个对立面及其彼此间存在的相互关系。所以，求衡方法，概括起来，可分为：①正面求衡，适用于平衡失调反映出寒热、虚实症状比较单纯的证候。②直接求衡，适用于平衡失调反映在上下，表里病位比较明确的证候。③反面求衡，适用于平衡失调反映出的假寒、假热、假虚、假实的证候。④间接求衡，适用于平衡失调彼此双方主次难分的证候。"按：此论已深得"谨察阴阳所在而调之，以平为期"的求衡经旨，特表述在此。

【凡按】

这是恒动的整体观，辨证论治的关键所在，"阴阳，脉证之阴阳也。不知阴阳所在，则以得为失，以逆为从，故谨察之也。调，治也。如'高者抑之，下者举之，有余折之，不足补之……'，以平为期，勿令过也"。"正治"、

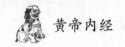

"反治"，旨在求衡以恢复自然也。

【原文】

审其阴阳，以别柔刚，阳病治阴，阴病治阳。定其血气，各守其乡，血实宜决之，气虚宜掣引之。（《素问·阴阳应象大论》）

【名家论述】

张景岳："柔静而刚动，柔弱而刚强。形证有柔刚，色脉有柔刚，气味尤有柔刚。柔者属阴，刚者属阳。知柔刚之化者，知阴阳之妙用矣，故必车而别之。"按：从动静刚柔，可以测知人的体质强弱，疾病浅深。故勇者气行则已，怯者着而为病。

王冰："壮水之主，以制阳光；益火之源，以消阴翳。皆阳病治阴，阴病治阳之道也。"按：善用针者从阴引阳，如《针灸赋》："鸠尾能治五般痫，下到涌泉人不死"。也可从阴引阴，《伤寒论》云："少阴病，下利，脉微涩者，当温其上（按：即系百会穴），灸之"，与"阳病治阴"，"阴病治阳"之义互发。

《古今医案按》："江西名医黄子厚，治一富翁久泻不止，用药浃旬莫效，黄辞归。读《周易》：'天行健'，得朱子的解释，'天之气运转不息，则物不坠'，乃悟富翁之病，乃气虚下降，以艾灸'百会'三四十壮，泄泻止矣"。

【凡按】

病之或在血分，或在气分，当据证诊察，血气实，宜用导泻之法，决谓泄去其血，如决水疏导之义。《通鉴》载唐高宗病头痛岑岑，秦鸣鹤为之刺百分出血则病减，类似现代治高血压中风，头部用水蛭吸血疗法。"气虚宜擎引之，"《甲乙经》"擎"作"掣"，挽也，气虚者为气衰之渐，故当挽回其气而引之使复也。如少气懒言，肛门下坠，内脏脱垂，睾丸偏坠等证，宜补中以益气是也。下气虚者，纳而归之，如久病喘咳不止，宜补肾以纳气是也。中气虚者温而补之，温其中则上下皆治。如脾胃虚寒而呕泻，用理中汤以温其中，则呕泻自止是也。

《孙子·计篇》注："阴阳，是指天道、五行、四时、风云、气象，善消息之，以助军胜"。"察其指归，皆本人事"。"奇正者，天人相应之阴阳"。可见"阴阳"这一规律性的物质变化，医者重之，兵家亦重之。

2. 治病治人

【原文】

一曰治神，二曰知养身，三曰知毒药为真，四曰制砭石小大，五曰知府脏血气之诊。五法俱立，各有所先。（《素问·宝命全形论》）

【名家论述】

郭霭春："①五神各安其脏，则寿延遐算；②形体内外之养周备，则不求生而久生；③毒药攻邪，顺宜而用，如知之不真，用之不当，则反伤正气矣；④砭石是古之外治法，今少数民族仍用之。（按：在铁器时代造九针以代之）；⑤知脏府血气之诊，精知脏府强弱，气血多少，则补泻万全。"按：此论"宝命全形"治人即是治病，以人为病之载体也。但是复杂的，如《左传》云"人心不同各如其面"，不仅内情不同而外形亦有差异。

徐灵胎："天下有同此一病，而治此则效，治彼则不效，且不唯无效，反而有大害者何也，则以病同，而人异也。"

匡调元："西方体质学说的研究学者云：'有些人瘦小，有些人肥胖，有些人热，有些人冷，有些人湿，有些人干，有些人便秘，有些人腹泻。人们研究疾病，研究外因，唯独不研究人体本身。惜这种见解未能纠正当时的潮流'。"

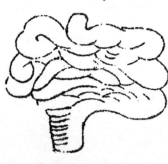

明代高武《针灸聚英》脏腑图之大肠上口、小肠下口图

张斌："据最新统计：目前已发现的存在于人体的疾病种类已达10000余种，而分布

于各种医学体系中形形色色的治疗方法，却已达数十万种。一个优秀的医生，即使穷其一生，也无法全部掌握这些治疗方法，这正是导致整体医疗水平下降和产生巨大医学资源浪费的真正原因。（按：这是治病不治人的客观反应。）作为医学科学研究对象的人，既是自然的人，又是社会的人，从而在健康与疾病中既有生物因素，又有心理和社会因素。随着疾病谱的变化，心理因素、社会因素成为更重要的因素"（《全息医学论》）。按：这进一步说明了治病必须治人的理论依据。

匡调元："中医治病求本，就是必须从体质去求本。致病的内外因子作用于人的机体，反应出病理生理不同的证候。唐·孙思邈说：'病有内同而外异，亦有内异而外同。'所谓内就是人体内的体质特性，所谓外就是疾病所表现出来的临床证候。临床上往往可见某些证候现象类同的，治其同而诸病皆愈；有时亦可见某些疾病临床证候极为相似，而其本质却不同，治其不同而诸病亦愈。为什么？这里指的同是体质类型相同（按：如阳虚多寒，阴虚多热，肥人多湿，瘦人多火），故可同治而皆愈；所谓异即体质类型相异（按：如气虚者易倦，血虚者易疲，胃弱者纳少，脾弱者化迟），即体质类型相异，故须异治而获效。"按：这就是治病必须治人，辨病必须辨证，执简驭繁的实质所在。

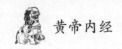

《孙子·地形篇》："故进不求名，退不避罪，唯人是保，而利合于主，国之宝也。"按：以国宝赞美良将者，以其进退有据，皆所以保人命而合主利，医乃仁术，何独不然。

3. 审时度势

【原文】

必先岁气，无伐天和；无盛盛，无虚虚，而遗人夭殃，无致邪，无失正，绝人长命。（《素问·五常政大论》）

【名家论述】

张景岳："五运有纪，六气有序，四时有令，阴阳有节，皆岁气也，人气应之以生长收藏，即天和也。设不知岁气变迁，而妄呼寒热，则邪正盛衰无所辨，未免犯岁气伐天和矣，夭枉之由，此其为甚。邪气实者，复助之，盛其盛矣，正气夺者复攻云，虚其虚矣。盛其盛是致邪也，虚其虚是失正也，更言之者，所以深戒'伐天和而绝人长命也'"。按：从个体言，前贤垂诫："大家有赢状，误补益疾，至虚有盛候，反泻含冤"，此皆惑于病的现象，忽视病的本质，而犯盛盛虚虚之戒也。

【凡按】

一般地说，天文因素（主要是太阳）所引起的气象变化，是以年为周期而有规律地交替进行着，它反映了大范围内气象变化的总趋势，因而是可以预知的；而地理因素引起的气象变化，相对而言是无规律的。前者主要是指风暑（火）湿燥寒，分别为春、夏、长夏、秋、冬各气的主气；故治病者，必明天时地理，阴阳胜复之机。

【原文】

地有高下，气有温凉，高者气寒，下者气热，故适①寒凉者胀，之温热者疮，下之则胀已，汗之则疮已，此腠理开闭之常，太少之异耳。（《素问·五常政大论》）

【注释】

①适：作"往"字解，下文"之温热"的"之"字有同样意义。

【名家论述】

张志聪："西北势高，东南地陷，故高者气寒，下者气热。"《素问·六元正纪大论》曰："至高之地，冬气常在，至下之地，春气常在"。按：与此同义。

张景岳："胀在里，故下之则已，疮在表，故汗之则已，此其为胀为疮，虽为腠理开闭之常，然寒热甚者病则甚，微者，病则微，乃有大小之异耳。"

【凡按】

从总体上看，不同的地理条件，包括气候因素，造就了不同的人种和民族，地球上各种人群的自然分布，都是

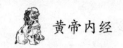

一定地理状况的反映。从个体来看，也在一定程度上反映了地理状态的信息。如到寒凉的地方，则腠理闭塞，气多不达，故作内胀；到温热的地方，则腠理多开，阳邪易入，故为疮疡。胀在里，通则不胀，故下之则胀已，否则腹胀气逆而喘促生。疮在表，表出则里和，故汗之则疮已，否则疮毒内陷而水肿起。一妇满身疮疥，自用草药洗之，一夜疮疥消，清晨四肢颜面浮肿，就诊时恶寒发热，脉浮数，尿蛋白，与麻黄连翘赤小豆汤，3 剂汗出而肿消疮起，再与原方如土茯苓，疮愈而尿蛋白（一）。索其病因而治之，则其效必捷。

【原文】

西北之气散而寒之，东南之气收而温之，所谓同病异治也。（《素问·五常政大论》）

【名家论述】

王冰："西北之人腠理密而食热，故宜散宜寒；东南之人，腠理疏而食冷，故宜收宜温。"按：如咽喉痛，西北多急性病例，寒固于外，则热郁于内，故宜散其外寒，清其内热；东南多慢性病例，气泄于外，寒生于内，故宜收其外泄，温其内寒。是以有同病异治者，盖天气与地宜不同也。反之，西北之人体弱而久病者，仍宜收而温之；东南之人体强而急病者，仍宜散而寒之，所谓"因人制宜"是也。

【原文】

风淫于内，治以辛凉，佐以苦甘，以甘缓之，以辛散之。(《素问·至真要大论》)

【凡按】

风的自然特性是浮越、多变、善动，人体相应的病理反映就是病势偏于上部和外表，变化多端，易致肢体动摇。很明显，病理反应的特性和风邪的自然特性是一致的。风乃木气，金能胜之，故治之以辛凉。恐其伤气，故佐以苦甘。《素问·藏气法时论》："肝苦急，急食甘以缓之"。"木喜条达，故以辛散之"。风有内外之别，叶天士云："内风皆阳气所化，治宜和阳熄风。"亦即《内经》辛辣、甘缓、酸收，通而变之，实法中之法也。

【原文】

热淫于内，治以咸寒，佐以甘苦，以酸收之，以苦发之。(《素问·至真要大论》)

【名家论述】

吴崑："热为火气，水能胜之，故治以咸寒。佐之以甘，甘胜咸，所以防其过也。必甘而苦者防咸之过，而又以泻其实热之气也。热散于诸经，以酸收之。热结而不散，以苦发之。"

赵棣华："经文的提到的药物性味与治疗作用，一直

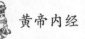

沿用至今。现在仍用四气（寒、热、温、凉）、五味（酸、苦、辛、甘、咸）来阐明中草药的药理作用。四气表示药物的性质，性质不同，治疗的病证也不同。寒证用温热药，热证用寒凉药。药味不同，作用也不一样。如辛主散，酸主收，甘主缓，苦主坚，咸主软，淡主渗。辛入肺，酸入肝，甘入脾，苦入心，咸入肾。"

【凡按】

热（火）——散则为热，聚则为火。其自然特性是炎热燔灼，其性急烈，人体相应的病理反应是发病急、传变快，症候特征是发热明显，病理反应特性和热（火）邪的自然特性是完全一致的。热为火气，水能胜之，故治以咸寒，佐以甘而苦者，防咸之过，且以泻热之实也。热散于诸经，以酸收之，如生脉散之用五味子。热结而不散，以苦发之，如《伤寒论》诸泻心汤之用芩连是也。巫君玉云："'发之'，散之也，谓清散其热也。"

【原文】

湿淫于内，治以苦热，佐以酸淡，以苦燥之，以淡泄之。（《素问·至真要大论》）

【名家论述】

王洪图："湿浊之邪，其性属阴，最易阻碍阳气，使之不能畅达。不论其中于表、客于里、伤于下等不同部位，均可出现重滞不爽之类的症状。如大便溏稀，带下粘浊，肢体困重等，其中"首如裹"是其典型症状，所以《素问·生气通天论》特别提出。《阴阳应象大论》云：'阳气者，精则养神'，今湿邪困遏，清阳不升，是以头重昏蒙。"（《黄帝医术临证切要》）

【凡按】

湿的自然特性是趋下、重浊、粘滞，人体相应的病理反应是病势偏下，有沉重感及秽浊的表现，往往缠绵难解。如空间水蒸汽浓厚，阻碍人体水蒸汽的排泄，而损伤阳气。很明显，病理反应和湿邪的自然特性是一致的。湿为土气，燥能除之，故治以苦热。酸从木化，制土者也，故佐以酸淡，因酸以护津、淡能渗湿。以苦燥之者，苦从火化也。以淡泄之者，以淡能利窍也。《藏气法时论》："脾苦湿，急食苦以燥之"是也。东垣治腹泻用风药，如羌活、防风之类，以风能胜湿，别具一格了。

【原文】

火淫于内，治以咸冷，佐以苦辛，以酸收之，以苦发之。（《素问·至真要大论》）

明代高武《针灸聚英》脏腑图之脾脏图

1853

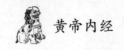

【名家论述】

何廉臣：“‘气散为热’，如壮热，口渴，脉洪之白虎证之类；‘气聚为火’，如痞满燥实之承气证之类是也。”

王秉衡：“风寒暑湿悉能化火，血气郁蒸，无不生火，所以人之火证独多焉。”

嘉约翰：“炎证为百病之源，中医西医其揆一也。”（《广温热论》）

【凡按】

火邪的病理反应，与热相似而不同者，热性散漫，火性聚结。“火淫于内，故治以咸冷，寒以胜热也，苦能泻，辛能散（按：火郁则发之），故当佐以苦辛”。热散于诸经，以酸收之，“以病发热于血中，碱性太多，必用酸质治之”。热结而不散，必以苦发之。与治热同义。

【原文】

燥淫于内，治以苦温，佐以甘辛，以苦下之。（《素问·至真要大论》）

【名家论述】

吴崑：“燥为金气（按：为肃降之气），火能胜之，故治以苦温，苦温从火化故也。甘辛亦温也，燥而中寒者宜佐之。燥热之燥，以苦下之可也。”

沈目南："燥之胜气为病，起于秋分以后，小雪以前，燥病属凉，谓之次寒，病与感受风寒同类，故《内经》燥淫所胜，平以苦温，佐以甘辛，乃解表之剂，如杏苏散之类，是治燥之胜气也。"

吴鞠通："唯喻嘉言补论燥之复气，其方用甘润微寒，叶天士亦有燥气化火之论，其方用辛凉甘润，乃《素问》所谓'燥化于天（按：表现为空气干燥），凉润胜之，治以辛凉，佐以苦甘'是也。"

【凡按】

燥的自然特性是干燥、津液不足，人体相应的病理反应亦是干燥、津液不足，与燥邪的自然特性是一致的。燥为金气，燥之胜气为次寒，故治以苦温，如杏苏散之类；燥之复气为热，在肺宜清，如清燥救肺汤之类；在肠以苦下之可也，如麻仁丸，治脾约津不润肠是也。

【原文】

寒淫于内，治以甘热，佐以苦辛①。以咸泻之，以辛润之，以苦坚之。(《素问·至真要大论》)

【注释】

①治以甘热，佐以苦辛：王冰："以甘热治寒，是为摧胜，折其气用，令不滋繁也。苦辛为佐，以助通行也。"

【名家论述】

王冰："肾虚则寒动于中"。

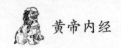

李东垣："脏寒生满病。"按：皆寒自内生，宜温脾肾之阳，《内经》"以甘热治寒，苦辛为佐"，如真武、理中为治是也。

刘完素："寒闭肌腠，怫郁而为热，治宜辛温解表，汗出而散，同是寒淫，有内伤外感之别。"

【凡按】

寒的自然特性是寒凉、收引、凝滞，人体相应的病理反应是功能减退，阳气抑遏，气血运行迟缓，肢体收引不舒。显然和寒邪的自然特性是一致的。土能制水，热能胜寒，故治以甘热，苦而辛亦热品也，伤寒内热者，以咸泻之，《藏气法时论》："肾苦燥，以辛润之，肾欲坚，以苦坚之。"

中医学并不是完全根据病因来判断疾病的本质（证）的，主要是根据已经认识的"因"，（虽使用了风、热、火、湿、燥、寒等名词，但这些不是实际的自然气候）即根据病人临床表现来诊断的。而且将其与自然气候相类比并赋与相应的名称，它的真正根据是在人体内。外因的条件，必须通过内因的根据，才能起作用。所以中医治疗学采取"审证求因"、"审因论治"，如疏风、清热（火）、化湿、润燥、祛寒等方法，并不是针对自然气候而言的，而是针对人体六种病理反应而言的。因其证候与外界六淫相似，故病证也取类似的名称，但它由内产生，所以被称为"内六淫"。内六淫排除了纯粹外邪的作用，正如《内经》云："风雨寒热，不得虚，邪不能独伤人。"而外邪常为诱发因素，不可不注意。

4. 标本缓急

【原文】

知标本者，万举万当，不知标本，是谓妄行。(《素问·标本病传论》)

【名家论述】

张景岳："标，末也。本，原也。犹树木之有根枝也。分言之则根枝异形，合言之则标出于本。""病之先受者为本，病之后变者为标，生于本者，言受病之原根，生于标者，言目前之多变也。"按：王冰亦云："本，先病。标，后病。"

【凡按】

古人认为在任何一个比较复杂的事物中，都有起决定作用的方面，和被决定的、派生出来的方面。前者为主，后者为从；前者为本，后者为标。分言之则标本异形，合言之则标出于本。病之先受者为本，病之后变者为标。例如感受风寒，寒为发热之本，头痛为发热之标，解其恶寒之表（本），则发热头痛（标）皆止。

【原文】

夫阴阳逆从，标本之为道也，小而大，言一而知百病

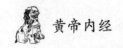

之害。少而多，浅而博，可以言一而知百也。以浅而知深，察近而知远，言标与本，易而勿及。(《素问·标本病传论》)

【名家论述】

张志聪："阴阳逆从，指三阴三阳之气有胜有复"。

吴崑："一者本也，百者标也。"

高世栻："言一标本逆从，而知百病之害。"

【凡按】

此标本阴阳之道，言浅而义深，言近而旨远。初学者不易掌握，但标的现象是由本质决定的，从不同的方面表现出来的，如胃寒的吴茱萸汤证，在阳明表现为"食谷欲呕"；在少阴表现为"吐利烦躁"；在厥阴表现为"干呕、吐涎沫、头痛"。一治其本则诸证自愈。

【原文】

治反为逆，治得为从。先病而后逆者治其本，先逆而后病者治其本。(《素问·标本病传论》)

【名家论述】

高世栻："如果不知标本，治之相反则为逆，识其标本(透过现象抓住本质)，治得其宜，始为从。"

张景岳："逆，指血气之逆"。按：可谓别开生面。

【原文】

先寒而后生病者治其本；先病而后生寒者治其本；先

1858

热而后生病者治其本,先热而后生中满者治其标①。(《素问·标本病传论》)

【注释】

①中满者治其标:滑伯仁:"此句当作先病而后生热者治其标,盖以下文自有先病而后生中满者治其标句,此误无疑。"查《灵枢·病本》热作病,盖滑本于此,可参。

【名家论述】

张景岳:"诸病皆先治本,而惟中满者先治其标,盖以中满为病,其邪在胃,胃者脏腑之本也。胃满则药食之气不能行,而脏腑皆失其所禀,故先治此者,亦所以治本也。"

【凡按】

有因寒热而生病者。①先寒而后生病,如脾胃虚寒,而出现吐利之证,用理中汤温其中而吐利自止。②先病而后生寒,如肾虚则寒动于中,出现五更溏泻,用四神丸温其肾阳,则中寒自己。③先热而后生病者,如阳明热炽而神昏谵语者,用泻热通便之法而昏谵自除。④诸病皆先治本,而惟中满者先治其标。治此者亦所以治本也。

【原文】

先病而后泄者治其本;先泄而后生他病者治其本①;

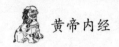
……先中满而后烦心者治其本。……小大不利治其标②，小大利治其本。……先小大不利而后生病者治其本。（《素问·标本病传论》）

【注释】

①先泄而后生他病者治其本：高世栻："治其先泄之本，先泄则中土先虚，既治其本，所以重中土也。"

②小大不利治其标：张景岳：小大指大小便，二便不通乃危急之候，虽为标病，必先治之，此所谓"急则治其标也。"

【名家论述】

钱仲阳："治脾胃久虚、腹泻频作不止，津液苦竭，口渴烦躁，继发身热，用七味白术散，健脾升清"。按：此治其本而泻自止也。

万密斋："泄泻有三，寒、热、积也。寒泻者口不渴，宜理中丸主之；热泻者口渴宜五苓散调六一散主之。"按：此先治其泄之例也。

【凡按】

大小便不利会危及生命，所以无论为本为标，都必须先设法排除，所谓"急则治标"。昔余在乡村治1例农民，剧呕数日并呕出胆汁粪液，前医和胃降逆失效，诊其腹胀如鼓，大小便不通。中医病名"关格"，实为肠梗阻而地道不通。急用备急丸3克，调入50毫升麻油内和匀，用

60 毫升葡萄糖注射器装上导尿管，取侧卧位注入肛门深处。令病人强忍片刻，腹中雷鸣，大便倾泻半桶，以糜粥调养而愈。这就告诉人们，不能离开人的生命而抽象地看待病的标与本。至于大小便利则治其本，所谓"缓则治本"。如"脏寒生满病"，温其中而胀满自除，不在于利大小便也。先大小便不利而腹满，如《伤寒论》所载"哕而腹满知何部不利，利之则愈"是也。

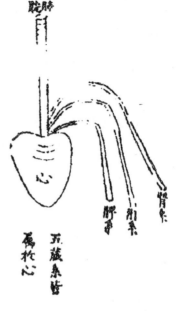

明代高武《针灸聚英》
脏腑图之心脏图

但小便卒闭，利之不利者，宜提壶开盖，导水必自高原，所谓"上窍通，则下窍泄"。《医界之警铎》载：蔡翔如病癃闭，小便不通，西医前后用导管抽尿 20 多次，茎管被伤，起肿发炎，而尿闭如故，最后抽出血丝痛极晕厥。乃延中医苏允若诊之，脉证合参，断其病在肺不在膀胱，方用升麻、桔梗、紫菀、杏仁、甘草，煎汤饮之，小便竟如泉涌，即日喘汗平，癃闭愈。大便卒秘而通之不通者，宜启皮毛以疏表郁，所谓"外窍开则内窍泻"。王向天病大小便不通，住院七日，腹隆起如抱瓮，西医用开塞

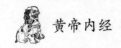

露、甘露醇无效，会诊拟手术，患者不同意。邀余面诊，察其发热无汗脉浮紧，舌质淡红苔白腻，此暑表外束，病在气化而非形质，用香薷饮重加苏叶、藿香，下午头煎，晚上二煎，半夜后，汗出而大小便畅通，患者如释重负也。此即《金匮》所谓，"阴阳相得，其气乃行，大气一转，其气乃散"是也。此皆欲求南风，须开北牖之意。诚法外法也。

【原文】

病发而有余，本而标之，先治其本，后治其标①；病发而不足，标而本之，先治其标，后治其本。谨察间甚②，以意调之，间者并行，甚者独行。（《素问·标本病传论》）

【注释】

①先治其本，后治其标：高世栻："病发而邪气有余，则本则标之，申明本而标之者，先治其邪气之本（按：邪去则正安），后治其正气之标（按：养正积自除）。"

②谨察间甚，以意调之：张景岳："间者言病之浅，甚者言病之重病浅者可以兼治，故曰并行。病甚者难容杂乱。故曰独行。"

【凡按】

在决定治标治本如何选择时，必须注意人体本身的情况。如果病发的脏腑为太过，必然会侮及其他脏腑，此为由本传标，所以先治其本。如"肝邪犯胃"，"治应泻肝安胃"。相反，如果病发的脏腑为不足，必然会受到其他有关脏腑的乘侮，此为由标以传本，如《金匮》"见肝之病，知肝传脾，当先实脾"，这是脾虚召侮，先治其"虚则能受"之标，然后治其"实则能传"之本。间者言病之轻，甚者言病之重，病轻者可以兼治，参用君佐以调治，故曰并行（如平肝和胃之类）。病重者难容杂乱，非简要之药不能治，故曰独行（如用独参汤以救心衰之类），盖治不精专，为法之大忌，故当加意以调之也。

此篇标本之义，凡治本者十之八九，治标者惟中满及大小便不利二者而已。此二者亦不过因其急而先之也。如肝硬化腹水，中满小便不利，急则治标后，必须健脾助化扶正固本，以改善肝功能。故张景岳云："邪以正为本，欲攻其邪必顾其正，阴以阳为本，阳存则生，阳尽则死。"此阴阳逆从的深意所在。

《孙子·地形篇》："故知兵者，动而不迷，举而不穷"。张预曰："不妄动，故动则不误；不轻举，故举则不困。"此犹医家"知标本者，万举万当"。"动"与"举"，喻其灵活地变换战术，医家以此度越纵舍，治标在于疾速，治本在于持重，以其符合标本缓急之规律也。

5. 析情诊神

【原文】

得神者昌，失神者亡。（《素问·移精变气论》）

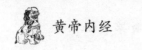

【名家论述】

宋爱人："'经云，积神于心，以知往今'，'得神者昌，失神者亡'，此视察病人之神不易，存全医人之神为尤难也。"按：故《内经》曰："凡刺之真，以先治神。"以吾神贯注病人之神，何者为藏，何者为露，察人寿夭，断病逆从，元不验矣。

张筱衫："神气为一身之主，神清气爽，神完气足主清吉，神夺气移，神疲气浊主夭亡。"

吴崑："神者心之所倚，以为君主，若心主明，十二官守位禀命，谓之得神，如此养生则昌而寿。若心主不明，十二官失守，谓之失神，如此养生则夭而亡矣。"

【凡按】

善医者注重病人的元气精神。日医·和田东郭云："凡大病眼中灼烁而光爽者为恶候（此精神外露也），不了了者反有生意。"病虽危，语言清亮，脉息调匀，神未失也。日医·后藤艮山云："虚惫证唇色不淡白，耳轮未萎者（神气内藏），可救活也，宜详审熟察"。

【原文】

粗守形，上守神①（《灵枢·九针十二原篇》）。形弊血尽而功不立者何？岐伯曰：神不使也②。（《素问·汤液醪醴论》）

1864

【注释】

①粗守形，上守神：马莳："下工拘于形迹，徒守刺法"。"上工能根据精神变化，进行针刺。"

②神不使也：使，运用、使役。神不使，指精神衰败，不能使针药等治疗发挥作用。

【名家论述】

张景岳："凡治病之道，攻邪在于针药，行药在乎神气。故施治于外，则神应于中，使之升则升，使之降则降，是其神气可使也。若以药剂治其内，而脏气不应，针艾治其外，而经气不应，此其神气已去，而无可使矣。虽竭力治之，终不收效。"

马莳："下工泥于形迹，徒守刺法，上工则守人之神，凡人之血气虚实，可补可泻，一以神为主。不但用针如此，用药亦然。"

滑伯仁："药非正气不能运行，针非正气不能驱使，故曰针石之道，精神进，志意治，则病可愈。若精神越，志意散，虽用针药，病亦不愈。"

【凡按】

一例食道癌患者，探查有粘连，未行切除术，复关闭其切口，嘱病人病灶已除去须休养，患者高兴如释重负。转诊湖南省中医药研究院，余给以中药，出纳无阻，食量渐增，治 8 个月后，日食 1 斤，面色转红，体重增 5 公

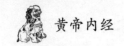
斤。一日他的外甥告诉他，医生说你的病并未切除，病人闻之说，小孩不会讲假话，从此不眠不食，月余而死。此即病人的"精神越，志意散"，虽亦用药而神不使也。故"凡治病之道，攻邪在于针药，行药在乎神气。治施于外，则神应于中，使之升则升，使之降则降，是其神之可使也。若以药剂治其内，而脏气不应，针灸治其外，而经气不应，此其神气已去，而无可使矣。虽竭力治之，而精坏神去，营卫不可复收，故不可愈"。

《孙子·行军篇》："先知敌情，制胜如神"，"倚杖而立者饥也，汲水先饮者渴也，夜呼者恐也，"与《素问·脉要精微论》："衣被不敛，语言善恶，不避亲疏者，此神明之乱也"，"言而微，终日乃复言者，此气夺也……"，其析情诊神乃殊途同归。

6. 内外察机

【原文】

凡治病必察其下①，适其脉，观其志意，与其病也。（《素问·五脏别论》）

【注释】

①必察其下：《太素》作"必察其上下"，上指受纳，下指排泻，宜从。

【名家论述】

薛雪："此治病之四要也。'上'指胃口，'得谷者昌，失谷者亡'。'下'言二阴，二阴者肾之窍，胃之关也。《素问·脉要精微论》曰：'仓廪不藏者，是门户不要也。得守者生，失守者死'，故二便为胃气之关键，而系一身元气之安危，此'下'安能不察!？'适'是测也，脉为气血之先，故独取寸口，以决吉凶之兆。如《素问·平人气象论》曰：'人无胃气（按：不能受纳）曰逆，逆者死。脉无胃气（按：失去中和），亦死'，此脉不可不察也。志意者关乎神气，而存亡系之，此志意不可不察也。病有标本，不知求本（按：只看现象）则失其要矣。病有真假，不知逆从（按：认假作真），则及于祸矣。此病因不可不察也。合是四者而会观之，则知病人之要，无遗法矣。"

【凡按】

临病人察其"上""下"非常重要，因人以胃气为本，以新陈代谢正常为生机。饮食消化是营养生化之源，不可不察，二便排泄，是新陈代谢的关键所在，不可不察。它关系到整个治疗过程中的脉息、意志、病机。

【原文】

形盛脉细，少气不足以息者危①。形瘦脉大，胸中多气者死②，形气相得者生，参伍不调者病。三部九候皆相失者死。……形肉已脱，九候虽调，犹死。七诊虽见，九候皆从者不死。（《素问·三部九候论》）

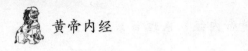

【注释】

①形盛脉细，少气不足以息者危：张景岳："形盛脉细，而少气不足以息者，外有余而中不足，枝叶盛而根本虚也，故危亡近矣。"

②形瘦脉大，胸中多气者死：姚止庵："肌肉既脱而脉反浮大，为真原枯竭，胸中多气，为元气脱根。此等脉证，久病之人见之，死不旋踵矣。"

【名家论述】

张景岳："形盛脉细而少气不足以息者，外有余而内不足，枝叶盛而根本虚也（按：外强中干，气不胜形，本实先拨），故危亡近矣。"按：《玉机真藏论》曰："形气相得，谓之可治，色泽以浮，谓之易已，形气相失，谓之难治，色夭不泽，谓之难已。"与此互发。

姚止庵："肌肉既脱而脉浮大，为真元枯竭。胸中多气，多元气脱根。此等脉证，久病之人见之，死不旋踵矣。"

张琦："参伍谓以三部九候相比较（按：凡或大或小或

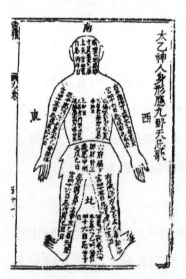

明代马莳《灵枢注证发微》中的人身应九野天忌图

迟或疾，往来出入无常度者皆病脉也）。三部者上中下也，九候者，天地人（按：即浮中沉）也，皆相失者，谓失其常度，乍疏乍数，缓速失调之类。七诊，谓独小者病，独大者病，独疾者病，独迟者病，独热者病，独寒者病，独陷下者病。《伤寒论·辨脉法》云："脉欲知病愈未愈者，何以别之？曰寸口、关上、尺中三处，大小、浮沉、迟数、同等（按：谓不甚大、不甚小、不甚浮、不甚沉、不迟、不数），虽有寒热不解者，此脉阴阳为和平，虽剧当愈。'此胃气和而正气复。

《孙子·形篇》注："力举秋毫，明见日月，聪闻雷霆，不出众人之所能也，故见于著，则胜于艰；见于微，则胜于易。既见于未形，察于未成，则百战百胜"。按：这些论述与医家"望而知之谓之神，闻而知之谓之圣，问而知之谓之工，切脉而知之谓之巧"，是同出一理的。

7. 权衡轻重

【原文】

气有多少，病有盛衰，治有缓急，方有大小，愿闻其约①奈何？岐伯曰：气有高下，病有远近，证有中外，治有轻重，适其至所为故也。（《素问·至真要大论》）

【注释】

①约：约，要约，可引伸为规律。

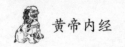

【名家论述】

张景岳："五运六气，各有太过不及，故曰气有多少。人之疾病，必随气而为盛哀，故治之缓急，方之大小，亦必随其轻重而有要约也。"

方药中："气有高下，这里的气，指气候变化'高下'，指地面远近，离地面远，影响就小，离地面近，影响就大。'病'，指疾病，'病有远近'指发病的快慢大小，与气候高下的变化密切相关。'证'指病证，'中外'，指浅深，亦指表里，'轻重'，病浅者处方用药宜轻，病重者，处方用药宜重。"按：此注一扫前人随文注释之陋。

张伯臾："《千金要方》的方证纪录朴实可信，其表里、寒热、补泻、升降、通涩等药常融合在一方之中，所谓疑难杂证者，大多病情复杂，非一法一方所能应对，当详细辨证，切中病机，因人制宜，方能奏效。"按：此诚临证有得之言，与"方成知约"并不矛盾。

【原文】

补上治上制以缓，补下治下制以急，急则气味厚，缓则气味薄，适其至所，此之谓也。（《素问·至真要大论》）

【名家论述】

吴崑："补上治上制以缓，恐其下迫也。补下治下制以急，恐其中留也。制急方而气味薄，则力与缓等，制缓方而气味厚，则势与急同，故急则气味厚，缓则气味薄，总之适至病所耳。"按：惟有缓急厚薄得其宜方可。

【凡按】

如古方倒换法，药只二味，小便不利，倍用荆芥，因其气味薄以宣肺；大便秘结，倍用大黄，因其气味厚以通肠，则适其病至之所而治得其要矣。吴鞠通："治上焦如羽，非轻不举，如银翘、桑菊之属；治中焦如衡，非平不安，如半夏泻心之属；治下焦如权，非重不沉，如三甲复脉之属。"符合此旨。

《孙子·军争篇》："兵以分合为变，故其疾（急）如风，其徐如林，侵掠如火，不动如山。"疾如风，轻而速也；徐如林，缓而重也；掠如火，迅猛也；不动如山，持重也。医家用药之权衡轻重，与此正同。

8. 方治逆从

【原文】

辛甘发散为阳，酸苦涌泄为阴①，咸味涌泄为阴，淡味渗泄为阳，六者或收或散，或缓或急，或燥或润，或软或坚，以所利而行之，调其气使其平也。（《素问·至真要大论》）

【注释】

①辛甘发散为阳，酸苦涌泄为阴：张志聪："言气味

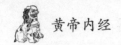

固分阴阳，而味中复有阴阳之别，辛走气而性散，甘乃中央之味，而能灌溉四旁，故辛甘发散为阳也。苦主泄下，又炎上作苦，酸主收降，又属春生之木味，皆能上涌下泻，故酸苦涌泄为阴也。"

【名家论述】

张景岳："涌，吐也；泄，泻也，渗泄，利小便及通窍也。辛、甘、酸、苦、咸、淡六者之性：辛主散，主润；甘主缓；酸主收，主急；苦主燥，主坚；咸主软；淡主渗泄。"

《藏气法时论》曰："辛散、酸收、甘缓、苦坚、咸软。"按：五味之用，升而轻者为阳，降而重者为阴，各因其利而行之，则气可调而平矣。

张志聪："如肝苦急而欲散，心苦缓而欲软，脾苦湿而欲缓，肺苦逆而欲收，肾苦燥而欲坚，各随所利而行之，调其五脏之气，亦使之平也。"

【原文】

寒者热之，热者寒之，微者逆之，甚者从之。（《素问·至真要大论》）

【名家论述】

张景岳："治寒以热，治热以寒，此正治法也。病之微者，如阳病则热，阴病则寒，真形易见，其病则微，故可逆之。'逆'即上文之正治也。病之甚者，如热极反寒

（按：阳证似阴）、寒极反热（按：阴证似阳），真假难辨，其病则甚，故当从之（按：治真寒假热者，热药冷服，治真热假寒者，寒药热服，乃从治法）从即下文之反治法也"。

王冰："夫病之微小者，犹人火也，遇草而燔，得木而燔，可以湿伏，可以水灭，故逆其性气以折之攻之；病之大甚者，犹龙火也，得湿而伏，遇水而燔，不知其性以水湿折之，适足以光焰诣天，物穷方止矣。识其性者，反常之理，以火逐之，则燔灼自消，焰光扑灭。按：如"虚火喉疼，不肿不红不壅塞，治非实例，忌寒忌刺忌攻风"。此阴寒下盛，迫其无根之火上浮，温之则浮焰自息，养之则虚冷自化，用八味桂附地黄丸"柔剂养阳"、"引火归原"。比从治法也。

【原文】

坚者削①之，客者除之②，劳者温③之，结者散之，留者攻之，燥者濡之，急者缓之，散者收之，损者益之，逸者行之④，惊者平之⑤。上之⑥下之，摩之⑦浴之，薄之劫之⑧，开之发之，适事为故⑨。（《素问·至真要大论》）

【注释】

①削：夺除也，如热炽便坚而用硝黄是也。

②客者除之：客者，外来之邪；除，去也，如治之以兰，除陈气也。

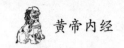

③温：温养也。

④逸者行之：逸，安逸；行，行其逆滞也。

⑤平之：安之也。

⑥上之：吐之也。

⑦摩之：按摩也。

⑧薄之劫之：尊之，紧迫之，迫其隐藏也；劫之，夺其强盛也。

⑨适事为故：即适合病情为度。

【名家论述】

方药中："对于疾病的治疗方法有两类，一类是'调气'，即进行全身调整，通过整体以改善局部；一类是'非调气'，即针对局部表现，进行对症处理。如前述'结者散之'、'留者攻之'等等"。

欧阳锜："经旨微奥，辞简意深，例如'留者攻之'，留邪发病，有痰、饮、水气、瘀血、食积、虫积等证，治之当以祛邪为主，如祛痰、逐饮、行水、化瘀、消食、杀虫等，皆属'留者攻之'之法。要注意的是，必须认真观察邪、正两方面的均势以权衡用药的轻重，才能去邪安正，不能病重药轻，或病轻药重。"（《证治概要》）按：此释用于本条可以隅反。

【凡按】

本条例十五个治则，至简至要，但每个治则不是孤立的，应针对体质之强弱，疾病之阴阳，时间之久暂，分析其个体差异而综合论治。

【原文】

逆者正治，从者反治，从少从多，观其事也。(《素问·至真要大论》)

【名家论述】

张景岳："以寒治热，以热治寒，逆其病者，谓之正治。以寒治寒，以热治热，从其病者，谓之反治。从少谓一同而二异，从多胃二同而一异，必观其事之轻重，而为之增损。"

【凡按】

有阳盛格阴，如"脉滑而厥"，胸腹之热如焚，白虎汤主之；阴盛格阳，"下利清谷"，里寒外热，手足厥逆，脉微欲绝，通脉四逆汤主之。假寒者清其内热，热清则厥冷自退；假热者温其内寒，中温则虚火归原。完素用白虎加生姜三片以安胃，仲景用通脉四逆加猪胆汁一枚热因寒用，皆从少从多之义也。

《孙子·势篇》云："凡战者，以正合，以奇胜。""先出为正，傍击为奇"，"动为奇，静为正，静以待之，动以胜之"。医家用药，若无君臣佐使、正反逆从、不以正合、不以奇胜、不能尽五味之变、不能药随病变而病随药愈、亦犹兵家之浪战也。

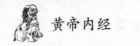

9. 表里浅深

【原文】

邪风之至①，疾如风雨，故善治者治皮毛②，其次治肌肤③，其次治筋脉④，其次治六腑，其次治五脏。治五脏者，半死半生⑤也。（《素问·阴阳应象大论》）

【注释】

①至：王冰："至谓侵入身形"。

②治皮毛：张志聪："故善治者助阳气以宣散其邪，不使内入于阴也。"

③治肌肤：张志聪："肌肤尚属外之气分，亦可使邪从外解，故其治之次也。"

④治筋脉：张志聪："知邪之经络。即从经而外解，不使内干脏腑，此又其次也"。

⑤半死半生：张志聪："邪在五脏经气之间，尚可救治而生，如干脏则死矣，故曰半死半生也。"

【名家论述】

张景岳："风邪急速，皮毛尚浅，用力少而成功易，邪愈深则治愈难，邪及五脏而后治之，必难为力。故曰上工救其萌芽，下工救其已成，救其已

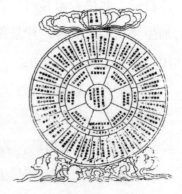

针灸避忌之图

成者，用力多而成功少。《素问·缪刺论》曰："邪之客于形也，必先舍于皮毛，留而不去舍于筋脉，内连五脏，散于肠胃，阴阳相感，五脏乃伤'，亦言邪自皮毛而入脏腑，与此同义"。

【凡按】

经旨提倡治早、治小、治了，并非病一入五脏，就成不治之证。《难经·十四难》曰："损其肺者，益其气；损其心者，调其荣卫；损其脾者，调其饮食，适其寒温；损其肝者，缓其中；损其肾者，益其精。"此脏病治损之法也，至今仍指导于临床。

【原文】

病之始起也，可刺而已①；其盛，可待衰而已。故因其轻而扬之，因其重而减之，因其衰而彰之。(《素问·阴阳应象大论》)

【注释】

①可刺而已：已，止也。张志聪："病之初起，尚在于外，故可刺而已。其病盛者，勿去其针（即留针），待其衰而后已。"

【名家论述】

吴崑："病之始起，邪气未盛，可刺而止之（按：如胃脘急痛，针足三里，针入则腹中气转而痛立止），病邪

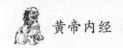

方盛则正气微，（按：针入宜留）可待其衰也刺止之。《刺法》曰：'无刺熇熇之热，无刺漉漉之汗，无刺浑浑之脉。'即此意。但《素问·刺疟论》曰：'先其发时，如食顷而刺之（按：取穴大椎、陶道、间使），一刺则衰，二刺则知（按：以小便利，腹中和为知），三刺则已'。"

巫君玉："盖一则待衰，一则未盛，未盛犹待衰之变法也。"

张景岳："轻者浮于表，故宜扬之，扬者发散也；重者实于内，故宜减之，减者泻下也；衰者气血虚，故宜彰之，彰者补之益之，如当归补血汤、归脾丸之属，而使气血复彰也。此三者表里虚实之异治也。"

【原文】

形不足者①，温之以气；精不足者②，补之以味。（《素问·阴阳应象大论》）

【注释】

①形不足者：姚止庵："形不足，谓肌肉消削也。治当温养其气，气和则血自运而肉自充，此阳生阴长之义也。"

②精不足者：姚止庵："精不足，谓精髓枯竭也。气本于精，精养于气，今精既枯竭，则已不能化气而气消亡，于是无形之精气，不得不借有形之饮食以补之。《五脏别论》曰：'五味入口，藏于胃以养五脏气'是也。"

【名家论述】

张景岳："以形精言，则邪为阳，精为阴；以气味言，则气为阳，味为阴。'阳者卫外而为固，阴者藏精而起亟'。故形不足者，阳之衰也，非补气不足以达表而温之（按：参芪之属）；精不足者，阴之衰也，非补味不足以实中而补之（按：龟鳖之属）。阳性暖，故曰温；阴性静，故曰补。然则气不能外乎味，味亦不能外乎气，虽气味有阴阳清浊之分，而实相须而为用者也。"

【原文】

其高者①，因而越之；其下者②，引而竭之；中满者，泻之于内③；其有邪者，渍形以为汗④；其在皮者，汗而发之。（《素问·阴阳应象大论》）

【注释】

①其高者：吴崑："高，胸之上也。越之，吐之也。此宜于因势利导也。

②其下者：吴崑："脐之下也。或利其小便，或通其大便，皆引而竭之：竭，尽也。"

③中满者，泻之于内：张景岳："'中满'二字，最宜详察，即痞满大实坚之谓，故当泻之于内。"

④渍形以为汗：张志聪："渍，浸也。古者用汤液浸渍，取汗以去其邪。"

⑤其在皮者：指邪在皮毛也。张志聪："邪在皮毛，

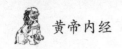

取汗而发散之。"

【凡按】

"越"谓发扬、升散、吐涌，可治在上之表里也。如因感受山岚雾露之湿，头重鼻塞而晕眩者，以"卧龙丹"搐鼻取涕，则头部清爽矣。"竭"是祛除也，谓荡涤、疏利，可以治在下之前后也。"中满"二字最宜详审，原于痞满燥实者，当泻之于内。若外见浮肿而胀大不在内者非中满也，治宜开门洁府，宣布五阳。妄行攻泻，必为害。邪在肌表，故当渍形以为汗，"渍"是浸也，言令其汗出如渍也。如许胤宗治柳太后中风不语，用黄芪防风汤数十斛置于床下以蒸其汗遂得语。或用药煎汤浴洗之。小女舜华二岁出麻疹，冒风早没，发热而喘咳昏沉，采用西河柳煎汤薰浴之，已隐的麻疹即复出，微汗热退，喘咳平而昏沉醒，皆渍形之法也。此皆"有邪"，乃兼经络而言，言其深。"其在皮者，汗而发之"言其浅也。如天暑畏热贪凉，阳气为阴邪所遏，"体若燔炭，汗出而散"皆为表证，均宜发汗也，宜香薷饮。夏月用香薷，犹冬月之麻黄也。

【原文】

其慓悍者[①]，按而收之。其实者，散而泻之[②]。（《素问·阴阳应象大论》）

【注释】

①其慓悍者：张景岳："慓悍指邪气之急暴，按得其

状，可收而制之矣。"

②其实者，散而泻之：吴崑："表实则散，里实则泻，表里兼治，散泻并行是也。"

【凡按】

葛可久治一士人，病伤寒不得汗，发狂循河而走，葛就置水中，良久乃出之，裹以重绵，得汗而狂解，此即按而收之之意。《素问》"阳厥狂怒，治以铁落"。许叔微云："一妇狂厥踰年，予用惊气丸去附子加铁粉，不终剂而愈。铁落重坠，非但化涎镇心，至如摧抑肝邪乃特异耳。"亦按而收之之义，"慓悍"，乃狂之表现也。

《孙子·形篇》："善守者，藏于九地之下，善攻者，动于九天之上，故能自保而全胜也。""藏于九地之下，喻幽而不可知；动于九天之上，喻来而不可备。"亦犹医之用药，必究表里浅深。"因其轻而扬之"，"其高者，因而越之"，喻其浅表而在上、在外也。"柔剂养阳"，则阳不绝，"炉中覆灰"，则火不灭，喻其深藏于下，以固先天之本也。

10. 整体调节

【原文】

气反者①，病在上，取之下；病在下，取之上；病在中，旁取之。（《素问·五常政大论》）

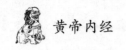

【注释】

①气反者：张志聪："气反者，谓上下内外病气相反也。如下胜（下虚）而上反病者，当取之下；上胜（上虚）而下反病者，当取之上；外胜而内反病者，当取之于外旁。"

【名家论述】

俞长荣："'气反'一词，见于医籍记载的，首推《素问·五常政大论》。气是病气，反是相反，意思是内在的病理变化，与外在的症状表现不一致……正如张景岳所说的：'气反者，本在此而标在彼也。'所谓本，即指病变的脏腑经络、器官组织，标即指症状表现或病理变化所能形成的部位。古人根据人体在病理变化上这一特点，发现这种气反病变，采取从疾病相反的部位去施治，往往能够取得较快的满意疗效。"（《俞长荣论医集》）

李东垣："灵枢云：头有疾，取之足，谓阳病取阴也；足有疾，取之上，是阴病取阳也。中有疾，旁取之，中者脾胃也，旁少阳甲胆也，甲胆风木也，东方春也，胃中谷气，便是风化也（按：胆汁之化以形言，风化以气言），胃肠中湿胜而成泄泻，宜助甲胆，风胜以克之，又是升阳助清气上行之法。"按："中"指脾胃，宜助甲胆，此东垣另具一义，可参。

【凡按】

通其下而上病愈，升其上而下病愈，即"高者抑之，下者举之"之理。病在中而经脉行于左右，针灸熨药而旁取之。《灵枢·始终篇》："病在上者下取之，病在下者高取之，病在头者取之足，病在腰者取之腘（委中穴）"，此言刺法，药饵亦同此理。如晕厥戴眼，针涌泉，此上病下取之法；久泄不止，灸百会，

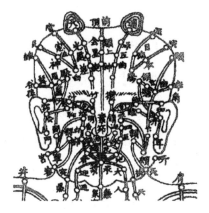

清代廖润鸿《针灸集成》中的明堂图（局部）

此下病上取之法，均收立竿见影之效。一例腰椎间盘压缩骨折，腰痛不可俯仰，久治不愈，余用中药地下明珠止痛膏，在痛点外部贴之，发泡后，刺孔排液，以消毒纱布盖之，数日愈，比中病旁取法也。

《史记·孙吴列传》："救斗者不搏撠，批亢捣虚；形格势禁，则自为解耳。"亦犹医家之"上病下取，下病上取，中病旁取"之义，而病自解，此即整体调节之法。

整体调节，首先要明确"整体"的含义。整体不等于部分之和，不等于一加一就是二，二加一就是三，亚里士多德的论点，"整体大于它的各部分的总和"因为事物是不断量变的。"这是基本的系统问题的一种表述，至今仍然正确。"（《全息医学论》）这就说明"整体调节"必须

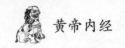

根据"唯变所适"。

11. 伏主先因

【原文】

热因寒用，寒因热用，塞因塞用，通因通用，必伏其所主，而先其所因，其始则同，其终则异，可使破积，可使溃坚，可使气和可使必已。(《素问。至真要大论》)

【名家论述】

景岳云："伏其所主者，制病之本也，先其所因者求病之由也。"

【凡按】

热因寒用者，如大寒内结，当治以热，然寒甚格热，热不得入，则以热药冷服，下咽之后，冷体既消，热性便发，此热因寒用之法也；寒因热用者，如大热在中，以寒攻治则不入，以热攻治则病增，乃以寒药热服，入腹之后，热气既消，寒性遂行，而病遂减，此寒因热用之法也。如《素问·五常政大论》云："治热以寒，温而行之，治寒以热，凉而行之。"亦寒因热用，热因寒用法也。

塞因塞用者，如下气虚乏，中焦气壅，欲散满则更虚其下，欲补下则满甚于中。治不知本而先攻其满，药入或减，药过依然，气必更虚，病必渐甚。乃不知少服则资壅，多服则宣通，峻补其下，用金匮肾气丸，以疏启其中，用香砂六君汤送前丸，则下虚自实，中满自除。又如晚期血吸虫病，肝硬化腹水，大呕血后，腹水迅及四肢，颜面浮肿，A/G 比值倒置，小便 200 毫升/日，眼睑、唇、舌俱淡，少气懒言，而脉微弱，坚持用归脾汤，日服 1 剂，1 月后小便增而肿势定，又服两个月，小便 1400 毫升/日，A/G 比值正常，肿消，行摘脾手术而愈。此皆塞因塞用之法也。

通因通用者，如大热内蓄，或大寒内凝，积聚留滞，泻利不止，寒滞者以热下之，与《金匮》备急丸；热滞者以寒下之，与调胃承气汤，此通因通用之法也。然而，"其始则同，其终则异"者，如塞因塞用，则正气自强，故可使破积，可使溃坚。通因通用，则邪不能容，故可使气和，可使必已。近人黄益新提出临床见解：要重视"对因治疗"，他说，只顾"对症治疗"，忽视对因对疗，是许多疑难疾病和慢性病久治不愈的根本原因。冠心病往往把治疗的重点放在扩张血管上，反复扩张，加速了血管的老化过程，而对因治疗，把重点放在软化血管，消除血管壁的沉积物等根本病灶上，医疗效果就自然好得多。此"伏主先因"，中西医的共识。

《孙子·势篇》："乱生于治怯生于勇，弱生于强。"治、勇、强，因也；乱、怯、弱，果也。欲善其果，必重其因。故良医治病，必伏其所主，而先其所因也。

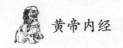

12. 中外先后

【原文】

从内之外者，调其内；从外之内者，治其外。从内之外而盛于外者，先调其内而后治其外[①]；从外之内而盛于内者，先治其外而后调其内。中外不相及，则治主病。（《素问·至真要大论》）

【注释】

①先调其内而后治其外：高世栻："内病干脏腑，故曰调，外病干肌腠，故曰治"。

【名家论述】

张景岳："从内之外者内为本，从外之内者外为本，但治其本，无不愈矣。"

张志聪："如止内有病而不感外邪，或止感外邪而内无病，中外不相及者，则当治其主病焉。"

【凡按】

从内之外者，内为本。例如内伤发热，劳者温之，损者益之。东垣"甘温除大热"即属此类。从外之内者，外为本，例如风寒外束，郁而为热，体若燔炭，汗出热解，即属此类。但治其本，无不愈矣。

从内之外而盛于外者，此内因之病，发于外而与外邪相合。如"伤寒二三日，心中悸而烦者，小建中汤主之"

（《伤寒论·太阳篇》），是当调其内病，以治其外邪。从外之内而盛于内者，此外因之邪，及于内而与内病相合，故盛于内也。如"喘家作，桂枝加厚朴、杏仁佳"（《伤寒论·太阳篇》），又当治其外邪，而调其内病，此调内外之要法也。而《伤寒论》内外先后之治，实例甚多，不可不深究。

【原文】

中外不相反，则治主病。（《素问·至真要大论》）

【名家论述】

高世栻："内病在内，外病在外，中外不相及，则但治其主病。"

张志聪："如止内有病而不感外邪，或止感外邪而无内病，中外不相及者，则当治其主病焉。"

【凡按】

中外不相及，谓既不从内，又不从外，则但求其现在所主之病而治之。此即三因之义也。如《金匮要略》云："千般灾难，不越三条。一者经络受邪，入脏腑为内所因也；二者四肢九窍血脉相传，壅塞不通，为外皮肤所中也；三者房室、金刃、虫兽所伤也。"故陈无择著《三因方》曰："有内因，有外因，有不内外因。"虽仿仲景三条，而无择之论实本诸此。饮食、房室之病，仍是内因、金刃、虫兽之伤，仍是外因，虽治主病，不可不审证

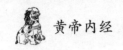

求因。

【原文】

调气之方①，必别阴阳，定其中外，各守其乡，内者内治，外者外治，微者调之②，其次平之③，盛者夺之，汗之下之④，寒热温凉，衰之以属，随其攸利⑤，（《素问·至真要大论》）

【注释】

①调气之方：张景岳："方，法也"。吴崐："前问病之中外，答以调气只方法。"

②微者调之：张景岳："谓小寒之气，和之以温，小热之气，和之以凉也。"

③其次平之：张景岳："谓大寒之气，平之以热，大热之气，平之以寒也。"

④盛者夺之，汗之下之：张景岳："盛者夺之，谓邪气甚者当攻而取之，如甚于外者汗之，甚于内者下之。"

⑤寒热温凉，随所攸利：张景岳："凡宜寒宜热，当各求其属以衰之，惟随其所利而已。"

【名家论述】

张志聪："按本篇前数章，统论外淫之外，末章复论内因之病，其间又有外内之交感者，各有调治之法。至于气之寒热温凉，味之碱酸辛苦，皆调以和平，随其攸利，'谨道如法，万举万全'，故能使血气正平，而长有天命。"

【凡按】

"必别阴阳"，凡病、治、脉、药皆有关系。具体情况具体分析，才能把握此种关系，故必须详别之。然而，病轻而药重，病重而药轻，都是违反治疗规律的。如吴鞠通治一例水肿病，前医用麻黄附子甘草汤无效，吴主原方，重用麻黄二两，减轻附子、甘草之量，投之而效。至于盛者夺之，谓邪之甚者，当直攻而取之，如甚于外者，恶寒发热，脉浮紧，故宜汗之；甚于内者腹满便鞭脉沉实，宜下之。凡宜寒宜热宜温宜凉，当各求其属以衰去之，随其所利者，在于临证察机也。

《孙子·虚实篇》："兵无常势，能因敌变化而取胜者，谓之神。兵有常理，而无常势，兵有常理者，击虚是也，无常势者，因敌以应变也。"医家用药亦然，药有常理者，攻病是也，药无常势者，如朱丹溪所云："如操舟之工，应敌之将，治有中外先后，而时中"，"药随病变，病随药愈"是也。

13. 异法方宜

【原文】

医之治病也，一病而治各不同，皆愈何也？岐伯对曰，地势使然也。……故圣人杂合以治，各得其所宜①，故治所以异，而病皆愈者，得病之情②，知治之大体也。

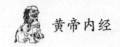

（《素问·异法方宜论》）

【注释】

①各得其所宜：张志聪："天有四时之气，地有五方之宜，随人之病，或用针灸、毒药，或以导引、按摩。杂合以治，各得其宜。"

②得病之情：张志聪："得病之情者，知病之因于天时，或因于地气，或因于人的嗜欲，得病因之情也。"

【名家论述】

匡调元："徐灵胎在'五方异治论'中对此作了一些发挥，其论述更为具体而明白，他说，人禀天地之气以牛，故其气体随地不同。西北之人，气深而厚，凡受风寒，难于透出，宜用疏通重剂；东南之人，气浮而薄，凡遇风寒，易于疏泄，宜用疏通轻剂；又西北地寒，当用温热之药，然或有邪蕴于中而内反热甚，则用辛寒为宜；东南地温，常用清凉之品，然或有气随邪散，则易于

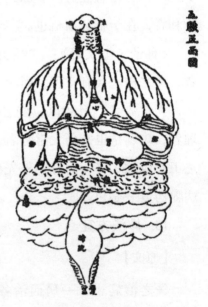

清代严振《循经考穴篇》中的五脏正面图

亡阳，又当用辛温为宜；至交广之地，则汗出无度，亡阳
尤易，桂附为常用之品；若中洲之卑湿，山陕之高燥，皆
当随地制宜。故人其境必问水土风俗而细调之。"按：徐
氏不仅看到了不同地区之人在体质上有其特殊性，更看到
了同一地区之中的人，还能有其个体的特殊性。可见其识
见之高。近世，时间医学、气象医学、地理医学等学科的
出现和兴起，正是这种意识的觉醒。

【凡按】

（1）五方之治，各不相同。如砭石、毒药、灸焫、九
针、导引、按摩之类。一病异治而同效者，由于五方之地
理环境有差别。"地势不同，则气习（按：指生活习惯）
有异，故治法亦随之不一"。（2）杂合以治，各得其宜
者，得病之情也，"异法方宜"是治之大体，而又不胶于
"东方治宜砭石，西方治宜毒药也"。余治一例北人南下病
脚气溃烂者，数年来回北方则愈，来南方又发，乃斟酌于
气候之宜，与黄芪、升麻、粉葛、苍术、苡米、晚蚕砂，
升阳除湿之剂，病愈而疗效巩固，此揆度以适方宜也。

然而，以个体而言，亦有寒热虚实兼夹杂之证集于一
身者，如《伤寒论·厥阴篇》之麻黄升麻汤证。程门雪
曰：本方的见证，"泄利不止"是里；"手足厥冷，脉沉
而迟"是寒；"咽喉不利，唾脓血"是热；"不汗出"是
表，复杂的病情，必须用复方来治，所以麻黄升麻汤具有

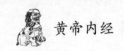

发汗温中，清上滋下的作用，可谓"杂合以治"，"各得其所宜"是也。

《孙子·地形篇》："故知兵者，动而不迷，举而不穷"。张预曰："不妄动，故动则不误；不轻举，故举则不困。识彼我之虚实，得地形之便利，而后战也。"高明的医生，识异法方宜，所以举措不失。

14. 阴阳求属

【原文】

有病热者寒之而热，有病寒者热之而寒，二者皆在，新病复起，奈何治？（《素问·至真要大论》）

【名家论述】

张景岳："寒之而热，言治热以寒而热如故。热之而寒，言治寒以热而寒如故。及以寒治热者，旧热尚在而新寒生，以热攻寒者，旧寒未除而新热起。皆不得不求其详也。"

【凡按】

此超出一般正治规律，是矛盾的特殊性，所谓"热病未已，寒病又起"，用药违背了正反逆从之道。如王海藏治一上热中寒的咽痛病人，用理中丸以紫雪为衣服之。以温中为治本，清上为治标，良愈。此使方而不使于方也。

【原文】

诸寒之而热者取之阴，热之而寒者取之阳[①]，所谓求

其属也。(《素问·至真要大论》)

【注释】

①取之阴、取之阳：张志聪："取取阳即补阴补阳，失以寒治热，以热寒，此平治之法也。补阴以胜热，补以胜寒，乃治病求本之法也。"

【名家论述】

王太仆："大寒而盛，热之不热，是无火也。大热而盛，寒之不寒，是无水也。""倏然往来，时发时止，是无火也，昼见夜伏，夜见昼止，时节而动，是无水也。当求其属而主之。无火者，益火之源以消阴翳，无水者，壮水之主以制阳光。""脏腑之源，有寒热温凉之主，取心者不必齐（剂）以热，取肾者不必齐（剂）以寒，但益心之阳，寒亦通行，强肾之阴，热之犹可"（按：热自消退）。

张景岳："此王氏之心得也。然求其所谓'益'与'壮'者，即温养阳气，填补真阴也。求其所谓'源'与'主'者，即求其属也。属者根本之谓，水火之本则皆在命门之中耳。"

赵养葵："必须六味、八味（汤丸），出入增减，以补真阴真阳，诸证自退。"

《孙子·计篇》注："阴阳之象无定形，用阴则沉重固静，用阳则轻捷猛厉。阴阳者刚柔盈缩也"。按：医家亦然，从阳引阴，从阴引阳，补阴以胜热，补阳以胜寒，

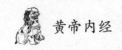

治以阴阳为本，即求属也。犹兵家"自有阴阳刚柔之用，
非天官日时之阴阳也"，这都是符合唯物辩证法的。

15. 过正必偏

【原文】

五味入胃，各归所喜，故酸先入肝，苦先入心，甘先
入脾，辛先入肺，咸先入肾，久而增气，物化之常也。气
增而久，夭之由也[①]。（《素问·至真要大论》）

【注释】

①气增而久，夭之由也：言偏味过久，而气增，致脏
气偏胜，故有此失。

【名家论述】

张志聪："气增而久，夭之由也。凡物之五味，以生
化五气，味久则增气，气增则阴阳有偏胜偏绝之患矣。盖
甚言其气味之不可偏用也。"

【凡按】

此言气味不可偏用，四时有寒热温凉之气，五脏有酸
苦甘辛咸之味，四气五味，皆当和调而用之，若偏用则有
偏胜之患矣。如味过于酸，则肝多津液，津溢于肝则脾气
乃绝其转输矣。《本事方》载：一舟装运木瓜，舟人口渴
即食之，数日而小便不通，求救于名医，医问近食何物，
曰：木瓜。医曰得之矣，木瓜味酸，《灵枢·五味论》云：

"膀胱之胞，薄以懦，得酸则缩绻，约而不通，水道不行，故癃。"戒酸，多饮开水则愈。

《孙子·作战篇》注："《春秋·左传》曰：兵犹火也，勿戢将自焚。"杜佑曰："兵者凶器，久则生变"，此即《内经》"久而增气，物化之常也，气增而久，夭之由也"。四气五味，过正必偏，用药如用兵，故有勿戢将自焚之诫。《汉书·艺文志》曰："有病不治，常得中医。"亦不戢自焚之反义语。

16. 制方有约

【原文】

病有久新，方有大小，有毒无毒，固宜常制①矣。大毒治病，十去其六；常毒治病，十去其七；小毒治病，十去其八；无毒治病，十去其九；谷肉果菜，食养尽之，无使过之，伤其正也。不尽，行复如法。(《素问·吾常政大论》)

【注释】

①常制：正常的制度。张景岳："病重者宜大，病轻者宜小，无毒者宜多，有毒者宜少，皆常制之约也。"

【名家论述】

张景岳："病重者宜大，病轻者宜小（按：如大小承气之类），无毒者宜多（按：如炙甘草汤之类），有毒者宜少（按：如三物白散之类），皆常制之约也。"

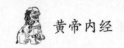

王冰："大毒之性烈，其为伤也多，小毒之性和，其为伤也少。常毒之性减大毒之性一等，加小毒之性一等，所伤可知也，然无毒之药，性虽平和，久而多之，则气有偏胜，必有偏绝，久攻之则脏气偏弱，既弱且困不可长也，故十去其九而止。病已去其八九，而有余未尽者，则当以谷肉果菜饮食之类，培养正气而余邪自尽矣。"

【凡按】

病重宜大剂，病轻者宜小剂，如大小承气之类；无毒者宜多，如炙甘草汤之类；有毒者宜少，如三物白散之类，皆常制之约也。《素问·脏气法时论》曰："毒药攻邪，五谷为养，五果为助，五畜为益，五菜为充。"然毒药虽有约制，而饮食亦贵得宜，皆不可使之太过，过则反伤其正也。如此则留人治病，以充分发挥机体的自然疗能。

【原文】

妇人重身①，毒之何如？岐伯曰：有故无殒，亦无殒也②。……大积大聚，其可犯也，衰其太半而止，过者死。（《素问·六元正纪大论》）

【注释】

①妇人重身："重"读平声。张景岳："妇人怀孕，身中有身，故曰重身。"

②有故无殒，亦无殒也：高世栻："有寒热之病，谓

之有故，用寒热有毒之药（按：如附子、大黄之类），有病则病当，无殒灭之患，然亦不宜过用而致殒灭，故曰过者死。"

【名家论述】

张景岳："重身，孕妇也；毒之，谓峻利药也；有故，指'大积大聚其可犯'之故，有是故而用是药，所谓有病则病受之，故孕妇可以无损，而胎气亦无损也。身虽孕而大积大聚，非用毒药不能攻，攻亦无害，故可犯也。然但宜衰其大半，便当止药。如上篇云'大毒治病，十去其六'是也"。

【凡按】

殒音允，重读平声，没落地。"有故无殒"：如肥人多痰，恶心呕吐，则半夏、生姜是安胎良药，如热病火毒内逼，大便燥实，以大黄攻其肠胃秽毒，邪去而胎自固。吴汉仙曰："大黄"但攻肠胃之秽毒，胎附于脊，实在肠胃之外，用之得当，全无妨碍。"如素禀虚弱，足冷，"少腹如扇状"，也就是少腹有寒冷的感觉，用芩术则坠，用姜附则安，均"有故无殒，亦无殒也"之例。

【原文】

人有重身，九月而瘖①，此为何也？岐伯曰：胞之络脉绝也②。胞络者系于肾，少阴少脉，贯肾系舌本，故不能言。无治也，当十月复。（《素问·奇病论》）

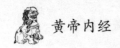
【注释】

①瘖：声哑不能出。吴崑："失音也，这里指"子瘖"。

②胞之络脉绝也：胞，即子宫，绝，即阻绝的意思。王冰："绝谓脉断色而不流通，不能言，真天真之气断绝也。"张志聪："盖妊至九月，胞长已足，设有碍于胞络（胞中之络，冲任之络也）即因此阻绝而不通。

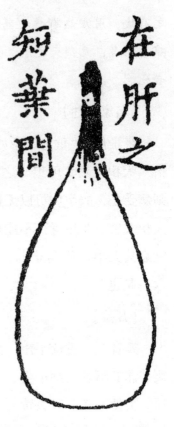

明代吴嘉言《针灸原枢》脏腑图中的胆形象图

【名家论述】

张志聪："声音之道，在心主言，在肺主声，然由肾间之动气，循经络而上出于舌，而后能发其音声。故曰：舌者声音之机也，胞之络脉系于肾，足少阴之脉，贯肾系舌本。胞之络脉阻绝，则少阴之脉亦不通，是以舌不能发机而为瘖矣。"

【凡按】

"重身"是怀孕也。妊娠母子，性命相关。舌者声音之机，胞之络脉系于肾，足少阴之脉贯肾系舌本，孕至九月，胎长已足，设有碍于胞络，压其肾系，则舌不能发机而为暗矣。十月分娩，则胞络通而声音复矣。此症并不罕见。吾乡彭姓妇怀孕九月忽然不语，其家求神拜佛无效，迎余视之，令勿服药，十月顺产一婴，产妇随即发声，问是男是女。经言如操左券。

《孙子·作战篇》："不尽知用兵之害者，则不能尽知用兵之利。"李筌曰："利害相依之所生，先知其害，然后知其利也。"用药如用兵，利在于用得其宜则攻病，害在于用失其宜则损人，所以医家制方有约。

17. 平治权衡

【原文】

平治于权衡①，去菀陈莝，微动四极②，温衣，缪刺③其处，以复其形。开鬼门，洁净府④，精以时服⑤，五阳⑥已布，疏涤五脏，故精自生，形自盛，骨肉相保，巨气⑦乃平。（《素问·汤液醪醴论》）

【注释】

①平治于权衡：吴崑："平治之法，当如权衡，阴阳各得其平，勿令有轻重低昂也。"

②四极：胡天雄：《汉书艺文志》师古曰"四方极远之处也"，这里喻四体远端，宜从。

③温衣、缪刺：张景岳："温衣，欲助肌表之阴而阴凝易散，缪刺，以左取右，以右取左（按：即交叉使用）

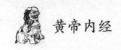

而去其大络之留滞。"

④鬼门、净府：张景岳："鬼门，汗孔也。肺主皮毛，其藏魄，故曰鬼门。净府，膀胱也，渣滓所不能入，故曰净府。"张志聪："开鬼门，发汗也，洁净府，利小便也。"

⑤精以时服：张景岳："水气去则真精服。服，行也。"

⑥五阳：王冰："五阳是五脏之阳气也。"

⑦巨气：马莳："巨气，大气也，即正气。"

【名家论述】

胡天雄："'菀陈'，郁积陈腐之物，包括瘀血和积液等。'莝'有二义，马莳作名词用，故曰'陈莝，陈草也'。张景岳作动词用，故曰'莝，斩草也'。不论作名词还是作动词，总觉得解释是别扭的。其实原文不误，误在注家。这种错综复杂的句子，清·俞樾《古书疑义举例》曾经引用《论语》'迅雷风烈'——即迅雷烈风的错综句子，……可见此处不说'去菀莝陈'而说'去菀陈莝'，'莝'字作动词用，也是同一个道理。特引之以澄清旧注畅达原文之意，亦即'降去郁积，推动陈腐'（按：此为寓汗下排泻之法）"。

【凡按】

平治之法当如权衡者，欲得其平也，即以达到"以平为期"之目的。肾主水，水须何法以平之。然肺金生于脾，肾水制于上，故治肿胀者，其标在肺，其本在肾，其制在脾，如肺之治节不行，脾之健运失职，肾之关门不开，则水病成矣，故求肺脾肾三脏，随盛衰而治得其平，是为权衡之道也。只是经义微奥，有难解之间。而胡氏释之是也。温衣欲助其肌表之阳，而阴凝易散也，然后缪刺之，病左取右，病右取左，而去其大络之留滞也。"鬼门"，汗孔也；"净府"，膀胱也。邪在表者散之，在里者化之，故曰"开鬼门，洁净府也"。水气去则真精服，"服"，是行也，阴邪除则五阳布，"五阳"，五脏之阳气也。由是精生形盛，骨肉相保，而巨气可平矣。此节是治胀满水肿的要法。

　　吾乡一老医彭国俊者，治范炳焕律师全身水肿，形寒而无汗尿少，脉沉而喘，服五子五皮无效。彭老为疏方：麻黄二两，桂枝二两，细辛五钱，附片一两，炙草五钱，生姜一两，大枣十二枚，即《金匮》桂甘姜枣麻辛附子汤。另一医见之曰，花甲高年，岂能受此大剂。彭曰：无妨，用大砂锅煮之，一小时后边煮边饮，时在冬令，身拥棉絮，面向火炉，不时助以热粥，三日夜尽三剂，始汗出而尿利，效不更方，一星期肿全消。愈后，患者亲诣桃花庙，上一匾，题曰："示医活我"。可见经方用之中肯则效如桴鼓。此慢性肾炎属阴水症征，故用温阳发汗也。

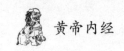

《孙子·军争篇》："悬权而动。"张预曰："如悬权于衡，量知轻重然后动也。"如华佗用药心识锱铢，医家因时、因地、因人制宜，发汗则汗，利尿则尿，除陈莝，则除莝除。药随病变而病随药愈，即平治权衡之旨也。

18. 苦乐异治

【原文】

形乐志苦①，病生于脉，治之以灸刺；形乐志乐，病生于肉，治之以针石②；形苦志乐，病生于筋，治之以熨引③；形苦志苦，病生于咽嗌，治之以甘药④；形数惊恐，经络不通，病生于不仁，治之以按摩醪药⑤，是谓五形志也。（《素问·血气形志篇》）

【注释】

①形乐志苦：形，指形体，志，指精神意志。

②针石：指针刺与石砭。

③熨引：指温熨与导引。

④甘药：指温养平和之药。

⑤醪药：指药酒。

【凡按】

形，指形体；志，指精神意志。①形乐者身无劳，志苦者心多虑，心主血脉，深思过虑则脉病而循环不利，故宜灸刺以促进血液流畅。②形乐者逸，志乐者闲，饱食终日，无所运用，所谓"太逸伤脾"，多见于"尊荣人，骨弱肌肤盛，重因疲劳汗出，卧不时动摇，加被微风，遂得血痹之病。""治宜针引阳气，令脉和紧去则愈"。③"形苦者身多劳，志乐者心无虑，劳则伤筋，故病生于筋"。"筋伤遇热则弛缓，遇寒则拘急，熨而引之则柔和而无缓急之患矣"。④形苦志苦，必多忧思，忧则伤肺，思则伤脾，脾肺之脉，上循咽嗌，忧思郁结，气滞不行，则病生咽嗌（出现异物感）。甚则"隔塞闭绝，上下不通，则暴忧之疾也"。病生咽嗌，内关情志而损及于脏，故以甘药补之。丹溪治此断为膈噎，用牛乳、白蜜、韭菜汁之属，至今用之仍效。⑤"惊则脉气散，恐则神不收，脉散神浮故经络不通，而为不仁或振颤之疾矣。按摩所以开通闭塞，导引阴阳。醪药者所以养正祛邪，调中理气，即药酒也"。药以调阴阳，益气血，酒以行经脉，悦神志。缓以治之，量变则质变矣。

《孙子·计篇》："校之以计，而索其情。"杜牧曰："校，校量也；计，计算也；索者，搜索也；情者，彼此之情也。"兵家如此，医家亦然。苦乐异治者，如形乐志乐，身安而体肥，则按兵法："佚能劳之，饱能饥之，安能动之"，则肥减而身轻，如形苦志苦，身羸而神萎，则反其道而行，"劳者佚之，饥者饱之，动者安之"。则体丰而色润。此苦乐异治，在乎索情也。

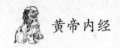

19. 精神治疗

【原文】

动作以避寒①，阴居以避暑，内无眷慕之累，外无伸宦之形，此恬憺②之世，邪不能深入也。故毒药不能治其内，针石不能治其外，故可移精祝由③而已。（《素问·移精变气论》）

【注释】

①避寒、避暑：王冰："动则生温，故身热足则御寒，凉气生寒，故阴居可以避暑矣。"

②恬憺：指恬静、憺泊。

③祝由：祝说病由，通过调整病人的精神活动，来达到治疗目的。

【名家论述】

吴鞠通："按：'祝由'二字，祝告也，由，病之所从出也。近世以巫家为祝由科，并列于十三科之中，扁鹊谓'信巫不信医不治'，巫岂可列入医科中哉。吾谓内伤者，必先祝由，详告以病之所由也，使病人知之，而不敢再犯。又必须细体变风变雅，曲察劳人思妇之隐情，婉言以开导之，壮言以振惊之，危言以悚惧之，必使心悦诚服，而后可以奏效如神。"按：吴氏明确指出祝由科不得与巫医之流混列，并具体指明精神疗法的内容。罗马名医盖伦氏说："医者三件法宝，语言、药石、刀圭。"张子和治一妇，遇盗受惊，以后闻声则惊厥。张曰：惊者阳从外入，为不自知故也。以木击茶几，其妇闻声大惊欲厥，反复击之，徐徐惊完而笑，问曰是何治法？子和曰《内经》云："惊者平之"，平者常也，常见之物必无惊。夫惊者神上越，从下击几，使之下视，所以收神也。通过语言和物理疗法，使阴阳和而神气通畅，患者从此遂愈。可见良性语言解除病人的思想负担，可以导致

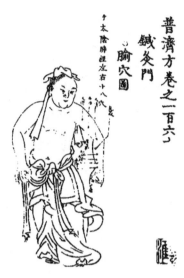

明抄本《普济方》中的四肢经穴图之手太阴肺经左右五十八图

疾病的好转或治愈。恶性语言增加病人的思想包袱，可以促使病情恶化或死亡。为人司命者，不可不慎。

李聪甫："李东垣倡脾胃学说，还主张精神治疗。东垣云：'善治疾者，使心无凝滞，或生欢欣，或逢喜事，或居温和之处，或食滋味，或眼前见所爱事物，则慧然如无病矣，盖胃中元气得舒伸故也。'说明良性的精神刺激因子对病人的重要性。"按：治病必须治人，治人除调整机体外，必须治其思想，东垣之学，李老深得之。

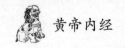

【凡按】

这是运用某种方法，转移病人的精神，改变其气血紊乱的病理状态，从而达到治愈疾病目的之方法，名为"移精变气"，类似近世的催眠术，是古代所用精神疗法。近人研究心理因素的致病作用，研究出，"认知疗法，行为疗法，精神分析、放松法，脑波疗法，漂浮疗法等。为解决心身疾病，提供了最佳途径。

《孙子·军争篇》："以治待乱，以静待动。此治心者。"用兵尚且如此，故医家对精神、神经性疾病，不贵药物而重精神治疗，索其七情致病之根，以语言暗示解其疑，使病不药而愈。此不治而治，"攻心为上"，乃最高明的一种疗法。

20. 防重于治

【原文】

不治已病治未病，不治已乱治未乱……。夫病已成而后药之，乱已成而后治之，譬犹渴而穿井①，斗而铸锥②，不亦晚乎？（《素问·四气调神论》）

【注释】

①穿井：即钻井、凿井。

②斗而铸锥：《说文》："铸，销金成器也。锥，锐器也。宋刻本《太素》、马莳、吴崑、张志聪等，"锥"均作"兵"。兵，即兵器，故"锥"作"兵"义同。

【名家论述】

太史公："使圣人预知微，能使良医得早从事，则病可已，身可活也。"按：此语通乎治术，寓意甚深。另一意义是"寓防于治"。

张志聪："《金匮玉函》曰：上工治未病，何也？师曰：夫治未病者，见肝之病，知肝传脾，当先实脾。以防患未然也。"

尤在泾："实脾者助令气旺，使不受邪，所以治未病也。设不知此而待治其肝，则肝病未已，脾病复起矣。"

【凡按】

《周易·下经》云："君子以思患而预防之。"《内经》亦然，此重预防之道，治于未形，用力少而成功多，以见其安不忘危也。要知渴而穿井，无济于饮，斗而铸锥，无济于战，形容其见事迟而行为晚矣。而病不早为之计者，亦犹是也。若扁鹊之初见齐桓侯曰：君有疾在腠理，不治将深，又五日复见曰，君有疾在血脉，不治将深，又五日复见曰，君有疾在肠胃，不治将深，而桓侯俱不能用。再后五日见，扁鹊望颜而退走曰，疾之居腠理也，汤熨之所及也，在血脉，针石之所及也，在肠胃，酒醪之所及也，其在骨髓（五脏），虽司命无奈之何矣。后五日，齐侯疾作，使人召扁鹊，而扁鹊已去，桓侯遂死。及其病深而求治，亦犹渴而穿井，斗而铸锥也。

《孙子·谋攻篇》注："备预不虞，善之大者也"，"有备无患"。卫生保健，重在预防医学，医家防重于治，提高群体及个体的免疫功能，与兵家"有备不败、"防患未然的思想是一致的。

《黄帝内经》
灵素类证百家系方

一、风病类（附：疠风）

风，属于自然界的"空气流动"。但在古代人体所患疾病往往与风有广泛的联系。在《内经》中以"风"命名的病症有"酒风"、"漏风"等，隋·巢元方《病源候论》就有60个诸风病候。《内经》用于病因的，如"风"为六淫之首，"因于露风乃生寒热"。其用于病机的"风者善行数变"，如后世之缠喉风、马脾风之类。其用于外证的有经络、皮肤之风，如头风、痛风、痒为泄风，甚至"脉风成为疠"。其用于内证的有脏腑之风，如肝风之掉眩，心风之善怒吓（狂妄），肾风之面部庞肿，胃风之善胀满（风气演化），肠风之下血等。风有内外之别，在中风证上，明·张景岳提出"非风"之说；清·叶天士："内风皆阳气所化"。然而，外风宜疏，内风宜熄，从外之内之风，宜先治其外，如人参败毒散治痢疾初起；从内之

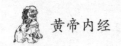

外之风，宜先治其内，如三甲复脉潜阳熄风之类。风是流动不居的，如内风、外风之类，多伴有汗出之证，治在因应制宜。或疏而汗止，或熄而汗止，通过治疗达到人体的自然调节，而获得机体内部的相对平衡。

（一）概　述

【原文】

风者百病之长①也，至其变化，乃为他病也，无常方②，然致有③风气也。（《素问·风论》）

【注释】

①长：读上声。王冰："长，先也，先百病而有也。"

②方：《吕氏春秋·顺说》高注："方，道也"。

③有：于鬯曰："有字吴崑本作自字。当从之。上文云无常方，故作转语云，然致自风气也。"即许多病由风气诱发。

【名家论述】

张景岳："风之始人，自浅而深，至其变化。乃为他病，故风为百病之长。"按：长即先导的意思。

尤在泾："人禀阴阳五行之常，而其生其长则实由风与气。盖非八风则无以动盗而协和，非六气则无以变易而长养。然有正气即有客气，有和风即有邪风，其生物害物并出一机，如浮舟、覆舟总为一水。故得其和则为正气，失其和即为客气。得其正则为和风，失其正即为邪风。其生物有力，其害物亦有力，所以中人多死。"按：此论是对自然界风气的特性认识。

【凡按】

《素问·至真要大论》云："夫百病之生也，皆生于风寒暑湿燥火以之化之变也。""气之正者六气为化，气之邪者六淫为变"。与此互发。

【原文】

风者百病之始①也。（《素问：骨空论》）

【注释】

①风者百病之始：张景岳："风之中人，必先皮毛而后及于经络脏腑，由浅入深，自微而甚，善行数变，所以为百病之始，避风如避矢石者，正以防其微也。"

【名家论述】

裘沛然："古人把风邪当作外感致病因素的总称。验诸临床，风邪兼挟其他病邪易致病者极为广泛。如风挟热邪袭表侵肺，而成风温病；风挟火毒上攻头目诸窍，而致局部红肿热痛；风挟寒邪外束肌表，而为风寒表证；风挟湿邪侵入人体，而见头重身胀，肢体重着、胸闷、恶心、苔腻。此外，还有脑风、目风、漏风、首风、肠风、五脏风病等。"

【原文】

风者善行而数变[1]。
(《素问·风论》)

【注释】

①数变：《史记·游侠传》《索隐》"数，频也"。姚止庵曰："善行者无处不到，数变者证不一端。"

【名家论述】

万友生："如风性的抽掣、疏泄、动摇，风痹的痛无定处，风疹、风疱的忽隐忽现，反映出风性'善行'与'数变'的特点。"（《寒温统一论》）

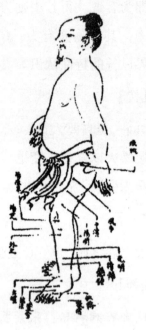

明抄本《普济方》中的足少阳胆经左右三十六穴图

【凡按】

近人认为，"数变"是风邪致病的又一特性，由风邪为先导的外感病，一般多发病迅速，传变快，变幻无常。

【原文】

伤于风者，上先受之。（《素问·太阴阳明论》）

【名家论述】

张景岳："阳受风气，故上先受之。"

【凡按】

风为阳邪，主动主升，其性轻浮，故风邪易侵犯人体的上部。

【原文】

邪之所凑，其气必虚。（《素问·评热病论》）

【名家论述】

张景岳："邪必因虚而入，故邪之所凑，其气必虚，经文只此二句，奈何后人有续之者曰：留而不去，其病则实。此言大有不通，夫凑即邪之实也，又何必留而后实耶？留而实者，固然有之，（按：如"痰"与"瘀"可为病之果，亦可为病之因）愈留而愈虚者，尤为不少，倘执前言成训，则未免虚实误用"。

【原文】

正气存内，邪不可干。（《素问·遗篇刺法论》）

【名家论述】

吴汉德："要知风易为病者，表气素虚；寒易为病者，阳气素弱；易热为病者，阴气素衰；易伤食者，脾胃必亏；易劳伤者，中气必损。须知发病之日，即正气不足之时。（《医理辑要锦囊觉后篇》）

匡调元："这里明确指出了体质因素往往能决定个体对某种致病因子的易感性。反之，'正气存内，邪不可

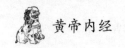

干',这就可以解释为什么同样的致病天气条件下,有人生病有人不生病的现象。近代欧洲学者也看到这一现象称之为'气象敏感'。"

【凡按】

"风为百病之长",所以为六淫之首,"风为百病之始",诸病多冠以风名,如巢氏《诸病源候论·卷一、二风病诸候》即有60种冠以"风"字的病名,如五脏六腑之风,四肢上下之风(如头风、历节风、恶风须眉堕落等)。风邪易于上受,无论外邪入侵或内阳化风皆同,以风性轻浮也。然而"邪之所凑,其气必虚",此句非常重要,可以认识到"正气存内,邪不可干"的预防作用。

肖佐桃治1例中风,男,61岁。证候右侧半身不遂,口眼歪斜,语言蹇涩,口解流涎。脉缓者为气不足,舌有紫块当为瘀血内阻经脉,故而猝然昏愦。气血偏虚,虚邪客于身半,以致半身不遂。西医诊为"脑溢血"。治宜益气活血,逐瘀通络。用补阳还五汤,服药一旬,病侧手足能动;去防风再服三旬,而手能举,足能步。

钟时珍评曰:"脉缓,舌有紫块,为使用本方眼目。"用此方的关键,脉缓,知其血压不高;舌有紫块,知其瘀血内阻。故重用黄芪配归、芎以益气活血,桃、红合地龙以化瘀通络,方药中肯,所以捷效。

（二）分 述

【原文】

肝风之状，多汗恶风，善悲，色微苍，咽干善怒，时憎女子，诊在目下，其色青。（《素问·风论》）

【名家论述】

张景岳："气并于肺则悲，肝病而肺气郁故善悲。色微苍。肝主青色也，足厥阴脉循喉咙之后，上入颃颡，故嗌干，善怒肝之志也，肝为阴中之阳，其脉环阴器，肝气治则悦色而欲女子，肝气衰则恶色而憎女子，肝气通于目，故诊在目下，色当青也。"

叶天士："肝风，属于内风，乃身中阳气之变动"，常为外风引动内风。

巫君玉："举凡脏腑偏头痛，以及精神异常之一部分均可有肝风症。"

华岫云："肝为风木之脏，体阴用阳，其性刚，主动主升，全赖肾水以涵之，血液以濡之，肺金清肃下降之令以平之，中宫敦阜之土气以培之，则刚劲之质，得为柔和之体，遂其条畅之性，则何病之有？"

【凡按】

此证治宜用《金匮》甘麦大枣汤，缓其中以培敦阜之土，加白芍平肝敛阴，桑叶柔肝熄风止汗也。风性疏泄故

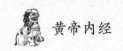

多汗恶风，以下心风等多汗恶风同此，病名曰风亦此义。

【原文】

心风之状，多汗恶风，焦绝①，善怒吓，赤色，病甚则言不可快，诊在口，其色赤。（《素问·风论》）

【注释】

①焦绝：谓唇焦而纹理断绝也，何者，热则皮脱故也。

【名家论述】

王冰："风搏于心则神乱，故善怒而吓人也。心脉支别者，从心系上挟咽喉而主舌，故病甚则言不可快也。口唇色赤，故诊在焉，赤者，心色也。"

【凡按】

"心者生之本，神之变也，其华在面"，多汗，善怒，语言蹇涩，因为舌乃心苗，面色赤，此属心阴不足，心阳有余而动内风也。《太平圣惠方》卷四，立龙骨散，治心风悲伤不乐，此证宜用《千金方》的孔圣枕中丹，方中龟板、龙骨以潜其阳，远志苦泄热而辛散郁，菖蒲辛开窍以治痰阻舌根，语言蹇涩而香舒脾，所谓"火郁则发之"，加丹参之活血清营，枣仁之养心安神，且为治"失心风"劳神苦思，所致精神失常之良方也。

【原文】

脾风之状，多汗恶风，身体怠惰，四肢不欲动，色

薄①微黄，不嗜食，诊在鼻上，其色黄。（《素问·风论》）

【注释】

①色薄：薄字疑衍。

【名家论述】

张景岳："身体怠惰，四肢不用者，脾主肌肉四肢也。色薄微黄，土之色也。不嗜食，脾病不能化也。鼻为面主，主应脾胃，故色诊当见于鼻上。"

【凡按】

《难经·十六难》曰："脾病者，腹胀满，食不消，体重节痛，怠惰嗜卧，四肢不收"，"其外证：面黄"与此互发，可见《难经》的"病"字即《内经》"风"字的代词。脾为后天之本，主运化水谷精微，化生气血，濡养全身，以维持人体的正常功能，此为脾的"升清"作用。如运化功能不健，升清作用失常，则表现为腹胀纳呆，肠鸣腹泻，以及面黄肌瘦，四肢无力等。治宜香（藿香）砂六君子汤健脾以助化，加黄芪、苡仁补气以行湿，中气足，卫外之阳固，则多汗恶风自止。

【原文】

肺风之状，多汗恶风，色䯌①然白，时咳短气，昼日则瘥②，暮则甚，诊在眉上，其色白。（《素问·风论》）

【注释】

①䯌：䯌音捧，薄白色也。

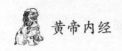

②瘥：瘥音差，病减轻也。

【名家论述】

王冰："肺色白，在变动为咳，主藏气，风内迫之，故色皏然白，时咳短气也。昼则阳气在表，故瘥，暮则阳气入里，风内应之，故甚也。眉上，谓两眉间之上，阙庭之部，所以外司肺候，故诊在焉，白，肺色也。"

黎炳南："一般认为哮喘为气逆于上，治法以降为顺，参、芪补气升提，常被视为发作期的禁用之品。但一药之性不能代表一方之性，放胆用之则非但无害而反有益，有些屡治不能平喘的病人，用参芪反而获缓解者。"按：读此，必须注意"屡治不能平喘的病人"，余治一例心脏性喘咳，用消炎抗感染不愈反剧，胸闷气短不足以息，重用参芪配远志、枣仁，五剂而喘咳平，复查：肺部感染亦相应消失，此不治肺而治心阳不振之喘咳也。以胸闷气短，提气不上，为用参芪的指征。

【凡按】

肺为气之主，调节着机体的气化，随着气的升降出入，它既为血液提供充足的清气，同时又协助心脏推动血液运行，"肺朝百脉"，实

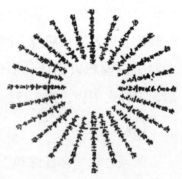

天道以节气相交图，选自宋代朱震《汉上易传·卦图》

际上就是肺的这种生理功能的概括。在病理变化方面以咳嗽为多见，伴有"多汗恶风"者，因"肺主皮毛"，肺气虚而卫阳不足，则形成病反复发作。治宜益气祛风，与玉屏风散加杏仁、桑叶，则风息咳止，而卫外之阳亦固。黄芪实表与杏仁平咳，并行不悖。

【原文】

肾风之状，多汗恶风，面庞然①浮肿，脊痛不能正立，其色炲②，隐曲③不利诊在肌上，其色黑。（《素问·风论》）

【注释】

①庞然：庞音茫，面目浮起状。

②炲：炲音台，煤烟尘也。

③隐曲：指小便。

【名家论述】

张景岳："风邪入肾，则挟水气上升，故而为浮肿。肾脉贯脊络肾，故脊痛不能正立。肾主水，故色黑台炲。肾开窍于二阴，故为隐曲不利，肌肉本主于脾，今其风水合邪，反侮于土，故诊见肌上，色当黑也。"

【凡按】

《素问·奇病论》云："病生在肾，名为肾风"，与此互发。肾为水脏，主津液，与全身水液的输布排泄有密切

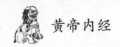

关系。水液的输泄，有赖于肾阳的温煦蒸化。如果肾阳不足，则水液不能蒸化排泄，停积而成水肿病。正如华元化在《中藏经》中所说："肾气壮，则水还于海（肾），肾气虚，则水散于皮。"本条"汗出恶风，面庞然浮肿"，属肾虚水泛无疑，宜真武汤培土、制水、温经、回阳，加黄芪以补气行湿而小便利，此丹溪心法也。

【原文】

胃风之状，颈多汗恶风，食饮不下，鬲①塞不通，腹善满，失衣②则䐜胀，食寒则泄，诊形瘦而腹大。（《素问·风论》）

【注释】

①鬲：同膈。

②失衣：少穿衣服。

【名家论述】

姚止庵："胃脉诊于人迎，人迎在颈，故风入胃，颈独多汗恶风。"

张志聪："胃腑受邪，故饮食不下，鬲塞不通，腹善满也。胃气不足，则身以前皆寒，腹胀满。是以形寒则䐜满；饮冷而泄者，胃气虚弱也。胃者肉之应，腹者胃之郛，故主形瘦而腹大。"

【凡按】

胃为水谷之海，胃气壮，则五脏六腑皆壮。所谓胃气，一是泛指脾胃的运化功能；二是指脉的胃气和缓有力。"四时百病，胃气为本"，胃气的强弱，反映在食欲，如饮食不下，膈塞不通，腹善满，失衣则䐜胀，食寒冷物则泄，属脾胃阳虚，而命门火衰也。治宜温中以助化，与附子理中汤，加砂仁、鸡金。

【原文】

久风入中①，则为肠风飧泄。（《素问·风论》）

【注释】

①中：姚止庵曰："中，脾胃也"。

【名家论述】

张景岳："久风不散，传变而入肠胃之中，热则为肠风下血，寒则水谷不化而为飧泄泻痢。"

【凡按】

肠中热，则泻出黄如糜，发热而口渴，宜《伤寒论》葛根芩连汤，清里热以升清阳；如出现肠风下血，则宜《本事方》的槐花散，方中侧柏叶养阴燥显，最清血分，槐花疏肝泄热，能清大肠，荆芥散瘀疏风，枳壳宽肠利气，妙在炒荆芥，扩张表层血管以收缩里层血管，止血甚捷。如肠鸣飧泄（食物不化）属寒，宜理中汤加荜澄茄、砂仁、鸡金，以温中助化。

【原文】

风气循风府而上，则为脑风。（《素问·风论》）

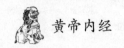
【名家论述】

张景岳："风府督脉穴，自风府而上，则入脑中，故为脑风。"

【凡按】

脑为元神之府，精髓之海，髓不足则脑为之痛，即脑风头痛也。此属脑虚风入，治宜祛风益肾，以肾主骨生髓也。与《千金方》三五七散，即附片 9 克、山茱萸 15 克、淮山药 21 克，用炉中覆灰的方法温养肾阳，以治其根本，加枸杞、天麻者，滋养强壮，以熄其内风也。

【原文】

风入系头，则为目风。（《素问·风论》）

【名家论述】

张志聪："足太阳经有通项入于脑者，正属目本，名曰眼系，风入于头，干太阳之目系，则为目风。"

张景岳："风邪入之，故为目风，则或痛或痒或为眼寒而畏风羞涩也。"

巫君玉："目风当包括风热、肝虚风入等目疾，宜分别而论证系方。"

【凡按】

目者，脏腑之精华，宗脉之所聚。肝之外候也。"风入系头，则为目风寒疾"，所谓"眼无表不发"，如表现为"赤涩泪冷",形寒畏风者,此属寒邪犯脑的"寒沙眼",切勿误以结膜发红而认为"火眼",治宜麻黄汤,以温经散寒,加苍术、荆芥穗、晚蚕砂、夜明砂,祛风胜湿以散凝滞之血,勿下冷水,汗出则愈。

【原文】

外在腠理,则为泄风。泄风之状,多汗,汗出泄衣上,口中干,上渍其风,不能劳事,身体尽痛则寒。(《素问·风论》)

【名家论述】

张景岳:"泄风者,表不固也,上渍者,身半以上,汗多如渍也。口中干,津液涸也,液涸则血虚,故不能劳而身痛。汗多则亡阳,故令人寒也。"

巫君玉:"其有阳虚而自汗甚者,尤需温其中下以固根本。宜《千金》三五七散,取附子之温阳,山茱萸、淮药以敛汗固脱也。"

【凡按】

新较正引孙思邈云:"新房室竟取风为内风,其状恶风,汗流沾衣裳。"疑此泄风乃内风也。即上文"入房汗出中风,则为内风"是也。因内耗其精,外开腠理,"邪之所凑,其气必虚",故曰内风。此证临床多见,以肾主封藏,若不慎保精,入房太过,则精气泄而肾气虚,阴虚则口干,阳虚则身痛而形寒,治宜益气以生津,温阳以固

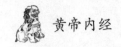

表，生脉散合芪附汤，加淮药、浮小麦，以阴在内为阳之守也，冬桑叶、黄芪止汗如神。

【原文】

饮酒中风，则为漏风，漏风之状，或多汗，常不可单衣，食则汗多，甚则身汗，喘息恶风，衣常濡，口于善渴，不能劳事。（《素问·风论》）

有病身热解惰，汗出如浴，恶风少气，此为何病？岐伯曰：病名曰酒风。帝曰：治之奈何？岐伯曰：以泽泻、术各十分，麋衔五分，合，以三指撮，为后饭。（《素问·病能论》）

【名家论述】

张景岳："酒性温散，善开玄府（汗孔），酒后中风，则汗漏不止，故曰漏风。《病能论》谓之酒风。酒性本热，过饮而病，故令身热。湿热伤于筋，故懈惰。湿热熏蒸于肌肤，故汗出如浴。汗多则卫虚，故恶风，卫虚则气泄，故少年。因酒得风而病，故名酒风。"

【凡按】

适量饮酒可以舒筋活血，过饮则会出现胡言乱语，神志昏愦等。酒后出现的漏风、酒风，是一种自我排毒的生理作用，由于湿热内阻，《内经》立有泽术麋衔汤，即泽泻利尿，苍术祛湿，麋衔草（近世均用鹿衔草）有祛风胜湿的作用，以排体内的剩余水湿，故本方亦治风湿性关节痛。

【原文】

痱^①为病也，身无痛者，四肢不收，智乱不甚，其言微知，可治；甚则不能言，不可治也。（《灵枢·热病篇》）

【注释】

①痱：同废，以手足废痿不用故名。《圣济总录》："谓病痱而废，肉非其肉者，以身体无痛，四肢不收而无所用也。"

【名家论述】

《医宗金鉴》："风痱、偏枯、喑痱三病，虽属外中于风，而重在内因，但有微甚浅深之别也。偏枯，谓半身不遂，自有痛处，其言不变，智不乱，乃邪微浅，病在分腠营卫之间，以黄芪五物汤能补营卫而散风邪也。甚者不能言，志乱神昏，则为喑痱，乃肾虚内夺，少阴不至而厥，其邪已入脏，故曰病多凶也。"

【凡按】

中风后遗症，表现在半身不遂、神志清而便尿自控、血压稳定者，可用王清任补阳还五汤，益气活血以通络；若证见神志欠清，喑痱而便尿失控，此属内关肾脑，治宜滋肾阴、补肾阳、安神开窍，与河间地黄饮子，以"浊药

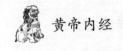
轻投"为法。

二、伤寒病类

《内经》之伤寒列于《素问·热论篇》，是属于广义的伤寒。所以，其开宗明义说："今夫热病者皆伤寒之类也。"金·刘完素说："人之伤于寒也则为病热，寒虽与热相反，然寒气闭郁，阳气不得宣散，郁而转化为热证。"（《伤寒直格》）《热论》云："凡病伤寒而成温者，先夏至日者为病温，后夏至日者为病暑。"此以热之多少盛衰为义。《素问·热论》对于热病的病因、病机、症状、治疗、预后以及恢复期应注意"食肉则复"的禁忌，都作了切要的说明，宜究心焉。

（一）概　述

【原文】

今夫热病者，皆伤寒之类……。（《素问·热论》）

【凡按】

《素问·热论》的伤寒，是指一切外感发热病而言。即广义伤寒。《难经·五十八难》云："伤寒有五，有中风、有伤寒、有湿温、有热病、有温病，其所苦各不同。"与此互发。

【原文】

人之伤于寒也，则为病热，热虽甚不死。（《素问·热论》）

【名家论述】

李士材："寒邪外束，皮肤闭而为热，寒散即愈，故曰不死。"

【凡按】

太阳主一身之表，其气通于风府，而与诸阳相会。外邪入侵，则阳气起而与之相争，虽伤于寒邪，亦邪正相争而为病热。其热为阳气抗邪所发，故曰："热虽甚不死。"

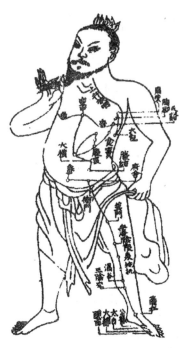

《十四经发挥》图中的足太阴脾经之图

【原文】

人伤于寒而传为热，何也？岐伯曰：夫寒盛则生热也。（《素问·水热穴论》）

【名家论述】

张景岳："寒邪外束，则阳气内郁，故传而为热，所以寒盛则生热也。"

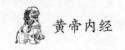

【凡按】

本条与前条病机相同，但更强调了寒盛阳郁的特点。

【原文】

风寒客于人，使人毫毛毕直，皮肤闭而为热，当是之时，可汗而发也。（《素问·玉机真藏论》）

【名家论述】

张景岳："客者，如客之自外而至，居非其常也。毕，尽也。风客于皮肤，则腠理闭密，故毫毛尽直。寒束于外，则阳气无所疏泄，故郁而为热。斯时也，寒邪初中在表，故可取汗而愈。"

柴中元："古人之所以称伤寒为热病，因为伤寒为热病之诱因，热病为伤寒之归宿。"

【凡按】

以上诸条，既指出了风寒郁而为热的病因病机，又指出"体若燔炭，汗出而散"的治法总则。与一见发热，便投寒凉，使病邪郁遏不解，其差别何啻千里！1957 年，毛泽东同志患感冒，发热多日不退，山东省委荐刘惠民老中医赴诊。刘老诊后，认为外感日久，表未解而蕴热，急需表里双解，采用大青龙汤重剂加减，一剂热退病除。

（二）分　述

【原文】

伤寒一日，巨阳受之，故头项痛，腰脊强。（《素问·热论》）

【名家论述】

张景岳："巨阳，足太阳也，为三阳之表，而脉连风府。故凡病伤寒者，多从太阳始。太阳之脉，从头项下肩背，挟脊抵腰中，故其为病如此。"

【凡按】

此属太阳伤寒，治宜辛温发表解肌，无汗宜麻黄汤，有汗宜桂枝汤，不汗出而烦躁宜大青龙汤，此孙思邈治伤寒初起三法也，亦即近贤所谓"阻断"疗法之嚆矢。如风寒在表而失治，则形成不汗出而烦躁的大青龙汤证，如再失治则形成大热、大汗、大渴、脉洪大的白虎汤证，如挟宿食则发展为承气汤证矣。"乘其未集而击之"，此兵家妙法而孙氏得之。

【原文】

七日巨阳病衰，头痛少愈。（《素问·热论》）

【凡按】

此条说明病邪已衰，正气渐复，发挥了自我平衡的作

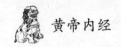
用，以下八、九、十、十一、十二日均同此义。"七日巨阳病衰"，符合近世流感七日病愈的一般规律。

【原文】

伤寒二日，阳明受之，阳明主肉，其脉侠鼻络于目，故身热目疼而鼻干，不得卧也。（《素问·热论》）

【名家论述】

张景岳："伤寒多发热，而独此云身热者，盖阳明主肌肉，身热尤甚也。阳明之脉行于面，故见目疼，鼻干之证，邪热在胃则烦，故不得卧也。"

【凡按】

此属阳明表证，治宜清阳明经络之热，与《伤寒论》葛根汤加减。

【原文】

八日阳明病衰，身热少愈。（《素问·热论》）

伤寒三日，少阳受之，少阳主胆，其脉循胁络于耳，故胸胁痛而耳聋。（《素问·热论》）

【名家论述】

张景岳："邪在少阳者，三阳已尽，将入太阴，故为半表半里之经，其经脉出耳前后，下循胸胁，故为胁痛、耳聋等证。"

【凡按】

此属少阳经证，治宜和解表里，与小柴胡汤加减。

【原文】

九日少阳病衰，耳聋微闻。(《素问·热论》)

【凡按】

"衰"字形容病情减轻，症状向好的方向发展。

【原文】

伤寒四日，太阴受之，太阴脉布胃中络于嗌，故腹满而嗌干。(《素问·热论》)

【名家论述】

朱肱："伤寒四五日，腹满、嗌干，此足太阴脾经受病也……在里者宜下之。"

【凡按】

此属太阴里热之证，治宜清热泻下，以便秘热结为依据，与凉膈散加减，发火郁以通地道，使其表里之热上下分消。

【原文】

十日太阴病衰，腹减如故，则思饮食。(《素问·热论》)

伤寒五日少阴受之，少阴脉贯肾络于肺，系舌本，故口燥舌干而渴。(《素问·热论》)

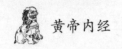

【名家论述】

朱肱："伤寒五六日，口燥舌干而渴，此足少阴肾经受病也。少阴病，口燥舌干者急下之。"

【凡按】

此属热炽伤阴，治宜增液泻下，与《温病条辨》的增液承气汤

【原文】

十一日少阴病衰，渴止不满，舌干已而嚏。（《素问·热论》）

伤寒六日，厥阴受之，厥阴脉循阴器而络于肝，故烦满而囊缩。（《素问·热论》）

【名家论述】

吴汉仙："缩阴一证，方书皆以为肝肾阴寒所致，盖寒主收缩故也。然亦有阳证缩阴，宜从下解者，程钟龄已言之矣。余尝临证，审系口渴便闭，即用解毒承气汤，大下而解，此亦厥阴内热囊缩，宜从下解，不得概认缩阴为寒也。"按：烦满囊缩反宜下，即指此证。

【凡按】

此属烦满重证，治宜清热泻下，与大承气汤。

【原文】

十二日厥阴病衰，囊纵少腹微下，大气皆去，病日已

矣。(《素问·热论》)

【凡按】

病有治而不治，不治而治者，即此类之自然转归也。"衰"字下得最妙，以人体的自然疗能发生作用，则病邪自然衰减也。

【原文】

其两感于寒而病者，必不免于死。(《素问·热论》)

【凡按】

伤寒两感证，是指阴阳表里脏腑，同时感受邪气，由于邪气充斥经络脏腑，不得外泄，营卫气血不通，机体不能驱除病邪，邪盛正衰，生机有竭绝的危险，古人认为："不治之证"。但后人对于两感证有急救之法，并非皆死。后世医家指出，两感病俱作，治有先后缓急，表证急，当先治表；里证急，当先治里；表里俱急，表里同治。仲景《伤寒论》曾详论之，可资参考。

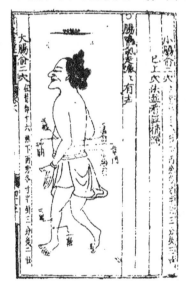

明代何柬《针灸捷径》针灸方图中的肠鸣气走漉漉有声取穴图

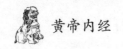

【原文】

治之各通其脏脉①，病日
衰已矣。其未满三日者，可汗而已；其满三日者，可泄而
已。(《素问·热论》)

【注释】

①各通其脏脉：日医·森立之曰："善通脉者，谓麻
桂诸汤发汗剂；通脏者，谓大小承气泄下剂也。脏犹腑
也，与脏结之脏同义。"(《内经素问校注》)

【凡按】

伤寒最重汗下二法，《内经》开其端而仲景《伤寒
论》演其绪，两汉魏晋六朝之间，常用"火法"取汗，
犹《内经》刺热论之遗意也。如南史载："范云初为梁武
帝属官，时武帝有九锡之命，云忽感伤寒，恐不得参预庆
事，召徐文伯诊视，问曰：可便得愈乎？文伯曰：便瘥甚
易，恐取汗先期，促其寿限，云曰：朝闻道，夕死可矣。
文伯于是以火煅地，怖桃叶铺席置云其上，顷刻汗出，以
温粉扑之，翌日遂愈。云喜甚，文伯曰不足喜也，二年果
卒，夫取汗先期尚促寿限，况表里之治失法乎"。

梁·姚僧坦精医理，元帝尝患心腹疾，诸医皆用清平
药，僧坦曰："脉洪实宜用大黄"（下法），元帝从之，下
宿食而愈。观此，则汗下有时限，也可以不拘时限，主要
是凭脉辨证，如上述徐文伯、姚僧坦的临证汗下，都不出

《内经》、《伤寒论》的传统心法。

【原文】

病热少愈，食肉则复，多食则遗，此其禁也。（《素问·热论》）

【名家论述】

姚止庵："病热少愈，胃气尚虚，食肉难化，郁而助热，热病当复发如故矣。肉固不可多食，凡不可多食者而多食之，则病热有所遗焉，当禁者也。"

【凡按】

关于伤寒病的"病遗"与"食复"问题，与现代医学发热病人吃流汁、不宜多食、禁油腻是一致的，说明祖国医学很早就有了丰富的护理知识，以此来配合治疗，具有重要的临床意义。

三、温热（火）病类

《内经》："冬伤于寒，春必病温"；《史记·仓公传》："齐中御府长信，冬时堕水濡衣，有间——至春夏病热。"此伏气化热可证。《伤寒论·太阳篇》："发热而渴，不恶寒者为温病。"此伏气内发之温也，必小便浑浊。温病之因、机虽然如此，但《内经》更进一步揭其深义："夫精者，身之本也，故藏于精者，春不病温。"而"藏精"有

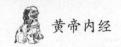

天时、人事之分，如冬时，"桃李反花"，人事"以妄为常"，均致冬不藏精，此又冬时受寒之由也。清。柳宝贻著《温热逢源》详论伏气温病而别于后世"新感之温。"实承《内经》论温之旨，诚与《素问·刺热论》之五脏热病紧密相连，以伏气温病皆热自内发也，宜注意及之。

（一）概　述

【原文】

冬伤于寒，春必病温。（《素问·生气通天论》）

冬伤于寒，春生瘅热。（《灵枢·论疾诊尺篇》）

【名家论述】

张景岳："瘅音旦，即温热之病"。按：原文"冬伤于寒"，应理解为冬季因感受寒邪而患热病，否则何以知其"伤于寒"。冬季由于伤寒病而使机体气阴耗伤，抵抗力下降，或余热内伏，至春日感受温热之邪，则易发为温病。

巫君玉评："'必'字须当活看。"

【原文】

夫精者，身之本也。故藏于精者，春不病温。（《素问·金匮真言论》）

【名家论述】

胡天雄："王注'精气伏藏，阳不妄升'，恰与此合。

后世医家亦有悟及《内经》藏精之精，指阳气之密藏而言，并非精液之精。如吴鞠通云：'不藏精，非专主房劳说，一切人事动摇其精者皆是，即冬时天气应寒而阳不潜藏，如春日之发泄，甚至桃李反花之类亦是也。'此藏精之义，了无余蕴矣。"

朱佑武："上二条，首言'冬伤于寒，春必病温'；次言'藏于精者，春不病温'。提示伤寒、藏精两者均有内在联系。章虚谷以'冬寒伏藏于少阴，郁而化热，乘春阳上升而外发'而阐述之，故后世立'伏气温病'说。搂伏气温病乃区别于新感温病的另一类温病，因其人平素内有积热，加之感受时邪，从而内伏之郁热，自里透出。其特点是起病即见烦渴、舌绛、尿赤、脉数等里热证候，卫分证候则不明显。如春温、伏暑、温疟等均属此类。从临床实际辨证观之，对区别新感与伏气之病机传变，判断预后，指导治疗等，均具有重要意义。"

匡调元："分析以上诸论，可见其认识有二：①有无伏气，如果认为'风寒暑湿'等作为生物性病原因子侵入体内伏而不发，待机体抵抗力下降时，再为害于人体，这一点颇类似于西方医学中所谓的'感染性病灶'，这是可以理解的。②伏于何处？体质是整体性的，不是局灶性的，因此并无严格的定位。中医学素有'温邪独击下虚人'之称。我们理解所谓下虚即指的肾虚。所谓肾虚主要

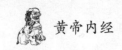

是指的肾阴虚。《素问》称：'阳虚则外寒，阴虚则内热'。外感大淫之邪侵入人体，如为阳虚者则多从寒化，如为阴虚者则多从热化。故温热之邪，多犯肾阴素虚者。故温热学家历来强调养阴保津的重要意义"。

【原文】

人一呼脉三动，一吸脉三动而躁，尺热曰病温，尺不热脉滑曰病风，脉涩曰痹。（《素问·平人气象论》）

【凡按】

呼吸各三至，是一息六至，为数脉，躁是脉搏急疾，脉数而急疾，兼之皮肤发热，当系内有伏热，外感风邪的症状，是温病的脉象。本条脉数尺热是以伏气内发的温病为主，脉滑曰病风，脉涩曰病痹，一为邪从外入，一为湿气内留，而尺肤均不热，故鉴别诊断的要点，即尺肤发热与否。

【原文】

尺肤热甚，脉盛躁者，病温也，其脉盛而滑者，病且出也。（《灵枢·论疾诊尺篇》）

【名家论述】

张景岳："尺肤热者，其身必热，脉盛躁者，阳邪有余，故当为温病；若脉虽盛而兼滑者，是脉已不躁而正气将复，故不久当愈。出，渐愈之谓。"

【凡按】

以上二条均以脉躁、尺肤热为诊断伏气温病之要领，神烦脉躁是热自内生，与"或已发热，或未发热必恶寒……，脉阴阳俱紧名曰伤寒"（《伤寒论》）、寒从外入其人宁静者绝然不同，其鉴别诊断昭然若揭。必须指出，以治寒之法治温，以治温之法治寒皆误也。

【原文】

热病已得汗而脉尚躁盛，此阴脉之极也，死；脉盛躁得汗静者，生。（《灵枢·热病篇》）

【名家论述】

张景岳："热病已得汗，则邪乃退，脉当静矣。若汗后脉尚躁盛者，孤阳不敛也。此以阴脉之虚极，有阳无阴耳，乃为逆证。若汗后脉静者，邪去正复也，乃为顺证，得逆者死，得顺者生。"

张志聪："热病已得汗而脉尚躁盛者，此内因之热，外虽汗出，而里热不解，此内热之极也，死。其得汗而脉静者，热已清而脉平和，故生。"

吴锡璜："治温热病虽宜用凉解，然虑其寒滞，宣透法不可少。"按：此与何廉臣"用苦寒须防冰伏，宜兼辛散"之说同一实践经验。前人治温热病用凉膈散中有薄荷、连翘、竹叶，亦同此理。

董建华："叶天士'在卫汗之可也，到气才可清气，

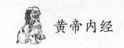

入营犹可透热转气，入血就恐耗血动血，直宜凉血散血'的论述，科学地阐述了温病辨证论治的基本原则，尤以'汗、清、透、散'四字为眼目，突出了宣畅气机，因势利导，驱邪外出是贯串于温热病各个阶段辨证论治的这一特点。"按：在治疗原则上吴氏洁其流，而董氏澄其源。

【凡按】

从概述中可以理解四种规律性的东西。一是冬病伤寒，郁而为热，病虽治愈而机体的气阴耗伤未复，至春阳气升动，外因通过内因而起作用，发为春温，瘅热；二是精为身之本，故藏于精者春不病温，说明病温是先有气阴耗伤这一内在因素的；三是诊尺肤之灼热与脉搏的躁动，是温病与一般风寒感冒的鉴别之处；四是"汗后脉静，身凉则安，汗后脉躁，身热则难"，王孟英所谓："有如剥蕉抽茧层出不穷"是也。观于此，叶天士认为藏于少阴，入春发于少阳，昔贤以黄芩汤为主方，而柳宝贻则以本方加玄参、豆豉，顾少阴也。夏暑发自阳明，古人以白虎汤为主方，王孟英评叶氏玉女煎云："若治温热病，地黄宜生，牛膝宜删"。即白虎加生地，仍顾肾阴也。此皆到气才可清气之方，（不拘泥于"卫之后方言气"，有此证用此药，外入内出皆同，才符合辩证法。）至于入营犹可透热转气，叶氏善用《千金》犀角地黄汤加银翘即其例证，但叶氏必验其舌，热在气分，舌正赤而苔黄；其热传营，舌色必绛。此大较也。验舌为此鉴别诊断之要点。

（二）分　述

【原文】

肝热病者，小便先黄，腹痛多卧身热。热争，则狂言及惊，胁满痛，手足躁，不得安卧。（《素问·刺热篇》）

【名家论述】

张景岳："肝脉环阴器，故小便黄，抵少腹，故腹痛，肝主筋，筋脉罢极，故多卧，邪在厥阴经，则行于阴股腹胁，故身热，热入脏，则邪正相胜，故曰争。气争于肝，则肝气乱，故狂言而惊，肝病主惊骇也（实手厥阴心包病也），肝脉布胁肋，故胁肋为满痛。热极则生风，风淫四末，故手足躁扰，木邪乘土，必及于胃，胃不和则卧不安矣。"

【凡按】

王旭高云："肝气、肝风、肝火，三者同出异名。"肝郁化火或肝经湿热蕴结，而肝的疏泄失职，证见尿黄

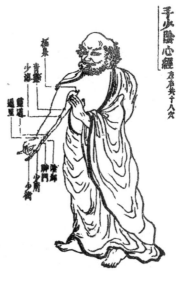

明代张介宾《类经图翼》经穴图之手少阴心经图

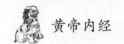

赤，身热而安卧者，多出现黄疸，宜茵陈蒿汤以清热利湿治之；如肝气郁结日久，则可化为肝火，如证见惊、狂，手足躁扰，不得卧者，为热甚而动风，以致上扰清窍而为眩晕，或见抽搐，由于肝阳上亢，升动过极，所以不得卧，宜黄连阿胶汤加羚羊角3克（如无羚羊角以水牛角10倍代之）、钩藤15克，以养阴清热，镇痉熄风。

【原文】

心热病者，先不乐，数日乃热。热争，则卒心痛，烦闷善呕，头痛面赤无汗。（《素问·刺热篇》）

【名家论述】

张景岳："心者神明之所出，邪不易犯，犯必先觉之，故热邪先入脏，则先有不乐之兆。"按：热与心气分争，故卒然心痛而烦闷，心火上炎，故善呕，头者精明之府，手少阴之脉上出于面，故头痛，面赤，汗为心液，心热则阴亡，故无汗。

【凡按】

"先不乐，与膻中臣使有关——'膻中者臣使之官，喜乐出焉'（按：实际上是邪热犯脑）。数日乃热"，病自内发也，治宜清心泻热，与导赤散加黄连、麦冬、朱砂拌长灯芯。应认识到："心主火，而制于肾水，是肾乃心脏生化之源。"（《素问集注·五脏生成》）心主血脉，血脉的正常运行，固然受心的功能所主宰，但与肾的功能密切相关，故善治心火者，必使水火互济而阴阳平衡。于泻心火于小肠之外，滋肾阴以整体调节。"烦闷"、"面赤"乃心火上炎之象。可用《伤寒论·少阳篇》的黄连阿胶汤以泻南补北，此为苦寒合咸寒之方，苦寒泻心火以下降，咸寒滋肾水以上潮。柯韵伯认为此方是治疗手少阴心之热病，张锡纯则点明此方为治疗气化热而窜入少阴者也。

【原文】

脾热病者，先头重颊痛，烦心颜青欲呕，身热，热争，则腰痛不可俯仰，腹满泄，两颔前。（《素问·刺热论》）

【名家论述】

张景岳："脾胃相为表里，脾病必及于胃也，阳明胃脉循颊车、上耳前、至额颅，故头重颊痛，脾脉注于心中，故烦心，脾病则肝木乘之，故颜上色青，脾胃受邪则饮食不纳，故欲呕，太阴阳明主肌肉，故邪盛则身热。"

巫君玉："其湿热重于内者，又需苦辛开降。"

【凡按】

脾主湿，本条证见头重（因于湿首如裹），恶心欲吐（脾胃相连），湿热相争，一则腰肌痛，二则腹满而便泄，常兼见胸闷不饥，午后潮热，此属"湿遏热伏"，而湿重于热。宜三仁汤和藿朴夏苓汤加减，方中重用藿香，化其湿则热自退。

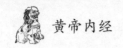

【原文】

肺热病者，先淅然厥，起毫毛，恶风寒，舌上黄，身热。热争则喘咳，痛走胸膺背，不得太息，头痛不堪，汗出而寒。（《素问·刺热篇》）

【名家论述】

张景岳："肺主皮毛，热则恶寒，故先淅然恶寒，起毫毛也，肺脉起于中焦，循胃口，肺热入胃，则胃热上升，故舌上黄，身热。热争于肺，则其变动为喘为咳。肺者胸中之脏，背者胸中之府，肺气郁极故痛走胸中及背，且不得太息也。喘逆在肺，气不下行，则三阳均壅于上，故头痛不堪，热邪在肺，则皮毛不敛，故汗出而寒。"

【凡按】

肺在脏腑中位置最高，有"华盖"之称。它内司呼吸而外合皮毛，六淫之邪无论从肌表外袭，或从口鼻而入，总是首先犯肺，外感病中呼吸系统的病最为常见。外邪袭肺，用药贵在宣发肺气，疏解表邪，即吴鞠通所谓"治上焦如羽，非轻不举"是也，如骤用苦寒沉降之药，郁遏其邪，令不得外解，反而内传。如本条身热恶寒，喘咳，头痛，汗出，舌上苔黄，属邪热壅肺之证，宜清热宣肺，与麻杏甘石汤。此方麻黄发汗祛肺邪，杏仁降肺气，甘草缓肺急，石膏清肺热，药简功专，所以速效。如胸中痛甚，乃气滞血瘀，宜复合《本草纲目》中皱肺丸的五灵脂配蒲黄名失笑散，止痛如神。

【原文】

肾热病者，先腰痛胻痠，苦渴数次，身热。热争，则项痛而强，胻寒且痠，足下热，不欲言，其逆则项痛，员员澹澹然。（《素问·刺热论》）

【名家论述】

张景岳："足少阴之络贯腰脊，故先为腰痛，其脉循内踝之后，以上踹内，故为胻疼，又其直者循喉咙挟舌本，邪火耗伤肾水，故苦渴数饮。少阴与太阳为表里，太阳之脉，从巅下背，抵腰走足，故为身热。热争在表，则太阳经也，太阳之脉别下项，故项痛面强。热争在里，则少阴经也，少阴之脉，斜走足心，上踹内，挟舌本，故为胻行寒且痠，足热不言等病。"

【凡按】

本条的着眼点，在"腰痛胻（按：胫骨）痠"，"项痛"乃脏病移腑，"员员澹澹"状其痛甚无奈也。朱丹溪云："肾气一虚，凡冲寒、受湿、伤冷、蓄热、血涩、气滞、水积、堕伤与失志、劳伤，种种腰痛，叠见而层出矣。"盖腰者肾之府，肾气又为元气所系。肾气充盛则腰脊坚强，外邪不得入侵，气血不致阻滞，水液代谢正常。肾气一虚，于是种种腰痛，叠见层出。据此，在诊治腰痛时，应以补益肾气为要。如本条有"苦渴数饮"，"足下

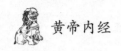
热"之证。治宜滋阴降火，与知柏地黄汤之类。

【原文】

病温虚甚死。（《素问·玉版论要》）

【名家论述】

张景岳："病温邪有余（按：常常表现为高烧不退），其正不足（按：是指阴亡液脱），正不胜邪故死。"按：今人退烧补液双管齐下，可以挽回。

【原文】

有病温者，汗出辄复热，而脉躁急，不为汗衰，狂言不能食……病名阴阳交，交者死也。（《素问·评热病论》）

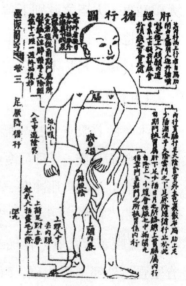

【名家论述】

崔紫虚："汗后脉静，身凉则安，汗后脉躁，身热则难"（《四言举要》）。按：此诚阅历有得之言，盖高热不退则神志昏迷而"狂言"，知觉失常而"不能食"。故张志聪曰"阴阳交者，乃正不能胜邪，而邪伤正气，故为死证"。此证后世温热学家多深

清代陈惠畴《经脉图考》经脉图中的肝经循行图

究之。如叶天士曰："交者阴液外泄，阳邪内陷（按：指脉躁身热）也。"王孟英曰："温证误作伤寒治，而妄发其汗，多有此候。"可谓一言中的。

【凡按】

如高热昏迷，证见"烦渴舌赤"，宜《温病条辨》的清营汤；如"湿遏热伏"，舌红苔腻者宜《温热经纬》的甘露消毒丹，清宣温化而热自退。王孟英曰："温热暑疫诸病，邪不即解，耗液伤营，逆传内陷，痉厥昏狂，谵语发斑等证，但看病人舌色干光，或紫绛，或圆硬，或黑苔，皆以神犀丹救之。"胡天雄曰："如此古人认为不治之证，后世亦不可治，则读书死于句下，迂腐可笑矣。"

特别要提出，王孟英认为甘露消毒丹治湿温时，是"湿遏热伏"病在卫分、气分之主方。刘渡舟引叶天士之言曰："此方治湿不用燥热之品，皆以劳香淡渗之药，疏肺气而和膀胱，此为良法"。孟英治病在营分、血分，痉、厥昏狂者主神犀丹，（见《温热经纬》卷五）本方之妙在犀角之清神、生地、紫草之凉血活血，石菖、香豉之开窍醒脑，银花、连翘、粪清、板兰根之清热解毒，玄参、花粉保存津液也。然而犀角难办，以水牛角10倍代之，粪清乃古之"金汁"，可以人中黄代之。

【原文】

诸治热病，以饮之寒水，乃刺之，必寒衣之，居止寒

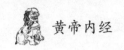

处，身寒而止也。（《素问·刺热篇》）

【名家论述】

张景岳："先饮寒水而后刺，欲其阴气自内达表，而热泄于外也，故必寒衣处，皆欲其避温就凉耳。"

【凡按】

此即现代的"冰枕"、"冰罨"的物理降温法。《三国志·华佗传》载："一妇病寒热注，冬十一月，佗令坐石槽中，平旦用寒水汲灌，云当满百，始七八灌，患者寒战欲死，灌者惧，欲止，佗令再灌，将至八十灌，热气乃蒸出，高二三尺，灌满百，佗乃使燃火温床，厚覆衣被，良久汗出周身，扑粉止汗而愈。"此证外虽形寒，内有伏热，故用刺激疗法而愈。此理同而法异也。若证外虽形寒，内有伏热，故用刺激疗法而愈。此理同而法异也。若因风寒之邪外束，郁而为热者，则宜宣表发汗。"体若燔炭，汗出而散"，如误用此类冷罨疗法，是犹解闷而增搏也。

【原文】

五疫之生，皆相染易，无问大小，病状相似，不施救疗，如何可得不相移易者。曰：不相染者，正气存内，邪不可干。（《素问·刺法论》）

【凡按】

"正气存内，邪不可干"，外因是通过内因而起作用的。此与《素问·评热论》所言的"邪之所凑，其气必虚"，是一个问题的两个方面，故《素问》下文曰"阴虚者阳必凑之"而病热；反之，"阳虚者阴必凑之"而病寒矣。五疫相染亦同此理。

四、暑病类

春夏日行北陆，秋冬日行南陆，太阳所临其气燠。故四方风气，各有偏胜。秦晋地气寒，遂寒病多而暑病少，吴、越、滇、黔及粤地气暖，故寒病少而暑病多。清·张凤逵云："暑热盛行时，湿热熏蒸，暴伤元气。人初感之，精神怠倦，昏睡懒言。烦渴引饮，小便黄少，大便或溏，以暑必兼湿，脉多弦细芤迟，暑伤气而挟湿故也。"（《伤暑全书》）此诚阅历之言，此证夏令甚多，完素、子和主桂苓甘露，东垣、孟英主清暑益气汤。宜加减适应病机"杂合以治"。至于夏月卒然晕倒，不省人事，手足逆冷者为"暑厥"，急宜就地针刺十宣出血，并针涌泉醒迷，此《内经》引而未发之旨。

（一）概　述

【原文】

凡病伤寒而成温者，先夏至日者为病温，后夏至日者

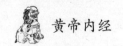

为病暑，暑当与汗皆出，勿止。（《素问·热论》）

【名家论述】

章虚谷："此言凡病伤寒，则不独指冬时之伤寒也，盖寒邪化热，随时皆有也。"

张志聪："春温夏暑随气而化，亦随时而命名也，伏匿之邪（按：与新感之'温邪上受，首先犯肺者'不同），因其邪自内发，宜与汗共并而出，故不可止之。"

王孟英："脉要精微论曰：彼春之暖，为夏之暑，夫暖即温也，热之渐也。然夏未至则不热，故病发犹曰温（按：此言温病、暑病各有其时也）。若夏至后则渐热，故病发名曰暑。夏至后的小暑、大暑，与冬至后的小寒、大寒相对待也。"

【凡按】

沈宗淦云："此言其常，然温时亦有热病，夏日亦有温病（按：如暑温、湿温）。温，热之轻者；热，温之重者也，故古人往往互称。"（《温热经纬》）但春温发自少阳（证见口苦、咽干、目眩、发热、胸胁满痛、舌红、苔黄、脉弦数）；夏热发自阳明，证见壮热、烦燥、口渴引饮、舌赤、苔黄，脉洪滑，观发知受，均源于少阴（肾），语云："伤寒偏死下虚人"。

【原文】

四时八风之中人也。故[①]有寒暑，寒则皮肤急而腠理闭，暑则皮肤缓而腠理开……，然必因其开也，其入深，其内极病，其病人也卒暴；因其闭也，其入浅以留，其病人也徐以迟②。（《灵枢·岁露篇》）

【注释】

①故：《甲乙》卷六第一，"故"作"固"。

②徐以迟："迟"作"持"，杨上善曰："谓病充徐，持以留之也。"

【凡按】

此言贼风邪气之伤人，形成寒暑，发无定期，并不依据四时八风的规律，但必须借人体在皮腠开泄时，乘虚深入，邪气愈深入，病就愈严重，发病亦急暴。若在皮腠闭合时，即使邪气侵入，只能逗留在浅表部位，其发病也比较迟缓。且"壮者气行则已，怯者着而成病"，外感六淫如此，内伤饮食亦然。"四时百病，胃气为本"，华佗《中藏经》云："胃者，人之根本也，胃气壮则五脏六腑皆壮"，气行不着则何病之有，同一诱发因素，有病与不病，有病浅与病深之分，乃人的内因不同故也。

（二）分　述

【原文】

气虚身热，得之伤暑。（《素问·刺志论》）

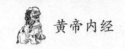

【名家论述】

张景岳："气虚身热，得之伤暑者，暑伤气也。"

【凡按】

寒伤形，元汗而脉浮紧；暑伤气，多汗而脉虚弱。以暑为阳邪，暑邪中人，气伤于中，故出现身热、汗出、口渴、舌红苔黄、脉洪大等证，宜清暑益气，用人参白

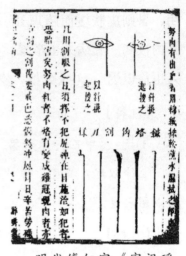

明代傅仁宇《审视瑶函》中的眼科针刀图

虎汤；若气阴两虚，舌红无苔，脉细数者，宜王孟英的清暑益气汤。

更有小儿疰夏，又称"注夏"，因夏季发病而得名。是婴幼儿时期特有疾病。一到夏令，表现为朝热暮凉，或暮热朝凉，口干、尿多，无汗或少汗，体倦神怠。原因大多由于婴幼儿阴气未充，阳气未盛，调节机能尚未完善。王肯堂曰："凡脾胃之气不足者，遇长夏溽暑熏蒸，从而发病。（《幼科证治准绳》）治宜健脾、益气、养阴以治本，如参苓白术散加黄芪、桑叶、生北山楂、鸡内金之类。此"气虚身热，得之伤暑"的另一个侧面，如无并发证，一般预后良好。

【原文】

天暑衣厚则腠理开，故汗出。(《灵枢·五癃津液别篇》)

【名家论述】

张景岳："此津液之为汗也，热蒸于表则津泄，故腠理开而汗出。"

【原文】

暑当与汗皆出，勿止。(《素问·热论》)

【名家论述】

张景岳："暑气侵入令有汗，则暑随汗出，故曰勿止。"

【原文】

因于暑，汗，烦则喘喝①，静则多言，体若燔炭②汗出而散。(《素问·生气通天论》)

【注释】

①喘喝：即喘息时喝喝有声。

②燔炭：燔，烧也；燔炭，指发高烧。

【名家论述】

路志正："暑证汗出，即是邪热蒸迫津液外泄之象，又是邪热得以外解之途，非表虚亡阳之汗可比。故初起需

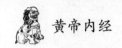

'汗出而散'，绝对不可以止汗。后世以新加香薷饮治暑温初起无汗，用白虎汤加减治暑温壮热、烦渴、汗出之证，无不取辛散退热之意，所谓'暑当与汗俱出，勿止'之谓也。"按：此论澄清了注家曲解之误。

五、湿病类

《春秋左传》："雨淫腹疾。"《内经》："湿胜则濡泄"与之互发。"雨淫"则空间水蒸气浓厚，影响人体水蒸气的排泄。"腹疾"、"濡泄"，皆人体自然疗能之代偿。"壮者气行则已，怯者着而为病"，正不胜邪而湿气滞留，内则腹胀、腹泄，外则湿流关节。语云："治湿不利不便非其治也。"（按：谓开支河以分流疏导）。而金·李东垣认为，"寒湿之淫，从外入里，若用淡渗之剂，是降之又降，重竭其阳气矣。必用升阳风药（羌防粉葛之类），大法云：寒湿之胜，助风以平之，又云：下者举之，是因曲而为直也。若不达升降浮沉之理，一概施治，其愈者幸也。"（《脾胃论》）按：此治病必须治人，重要整体调节也。

（一）概　述

【原文】

伤于湿者，下先受之①。（《素问·太阴阳明论》）

【注释】

①下先变之：张景岳："阴变湿气，故下先受之。"

【名家论述】

尤在泾述《金匮》曰："五邪中人，各有法度，风中于前（按：多在清晨），寒中于后（按：多在傍晚），湿伤于下，雾伤于上，风令脉浮，寒令脉急，雾伤皮腠，湿流关节。" —

【凡按】

"伤于湿者，下先受之"，此着眼于外因也，但船夫、井工终日以水为事，不见湿从下受者，亦"正气存内，邪不可干"，亦即"壮者气行则已"，反之，"弱者着而为病"而跗肿节痛起矣，宜《金匮》防己黄芪汤加苡米、晚蚕砂，补气行湿则愈。

（二）分　述

【原文】

因于湿，首如裹，湿热不攘，大筋緛①短，小筋弛长，緛短为拘，弛长为痿。（《素问·生气通天论》）

【注释】

①緛短：緛音软，收缩。

【名家论述】

姚止庵："湿邪中人，其气上蒸，头面浮肿，如有物

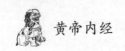

裹之者，是宜轻扬发散之剂以去其湿，庶不致邪气内侵，若不急治，则湿化为热，而湿热交并。攘者，除而去之之谓，不攘，则着而不去。湿热郁蒸，筋络受病，或急而为拘挛，或缓而为痿痹矣。"

周凤梧："1953 年，济南市发生了'流行性乙型脑炎'。共同症状是突发高烧（40℃左右）、头痛、呕吐、抽搐、嗜眠、首如裹而昏迷、烦躁、谵妄、头项强直，四肢痉挛等。中医诊断证属湿温而热重于湿，亟宜辛凉淡渗、芳香开窍，以白虎汤加犀角、滑石等，大锅煎剂普遍投服，根据病情，分别给以至宝丹等醒脑清神灌服或鼻饲，均先后治愈，无一例死亡。1955 年又发生同样的'乙脑'，中医辨证认为是湿温病，属湿重于热的范畴，在治则上仍用至宝丹醒脑清神外，则着重以芳香化浊，辛开苦降，淡渗利湿如三仁汤、甘露消毒丹综合加减。若机械搬用白虎汤，是无效的。"

程杏轩："至于湿热成痿，乃不足中之有余也，宜健脾益气，清热渗湿，用防己黄芪汤加苡仁、晚蚕砂；若精枯涸成痿，乃不足中之不足也，宜健脾胃（按：所谓治痿独取阳明），滋肝肾，丹溪主虎潜丸加减是也。"

【凡按】

头为诸阳之会，其位高而气清，其体虚灵，故聪明而能应万变，"因于湿，首如裹"属雾露之湿上受，浊气熏蒸，清阳不爽，故头部昏重，有似蒙蔽。治宜芳香化浊，用藿香正气散。"湿遏热伏"而发热者，多见于夏秋之交，特点是"因于湿首如裹"。

【原文】

感于寒湿，则民病身重胕肿，胸腹满。（《素问·六元正纪大论》）

【名家论述】

张景岳："寒凝湿滞，故其为病如此。"

【凡按】

此言民病，是指群体发病，适逢雨水之年，"雨乃时降，寒气随之。"空间水蒸气浓厚，影响人身蒸气的排泄，致寒湿之邪内外充斥。此属寒湿在里，治宜健脾利水，朱丹溪与胃苓汤加减。此方既有平胃散中之苍术，又有五苓散中之白术，二术合用，健脾燥湿相得益彰，且苍术有发汗解郁的作用，协五苓散化气利水，虽云平"敦阜"之胃，实以治其"身重、胕肿、胸腹胀满"也。

【原文】

湿胜则濡泻，甚则水闭胕肿。（《素问·六元正纪大论》）

【名家论述】

马元台："脾胃恶湿喜燥，而湿气太过，则土不胜水，

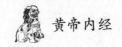
而濡泻之病作矣，甚则水闭肘肿，唯土不制水，则不能输膀胱而内为水闭，及水气泛溢四肢，而外为肘肿，较濡泻为尤甚矣。"

【凡按】

"湿胜则濡泄"，春夏之交雨水过多，空间水蒸气太浓，影响人体汗腺的自然排泄，此即《左传》上医和讲的"雨淫腹疾"，腹泄是汗腺排泄的代偿作用，甚则"水闭肘（浮）肿"，这是病的进一步发展，治宜参芪二术益气健脾，五苓化气利水，麻、附、细辛温肾阳以启皮毛，"开门洁府"则愈。

【原文】

中盛脏满，气胜伤恐者，声如从室中言，是中气之湿也。（素问·脉要精微论》）

【名家论述】

吴崑："脏满，脏气壅塞而满盛。"

张琦："'气胜伤恐者'五行衍文，湿伤脾土，故中湿满盛。

【凡按】

中，指腹中，即中焦脾胃之气，中盛脏满，声如从室中言者是中气之湿也。如古寺钟声，气候潮湿，其声沉闷，天气晴朗，其声清亮，与此同理。此属湿盛于中，气机不利，宜胃苓汤加减，文中"气盛伤恐者"五字，张琦疑是衍文，可从。又"阳主声，阳气亡则声不出"，与此互发。

【原文】

寒湿之中人也，皮肤不收，肌肉坚紧，荣血泣，卫气去，故曰虚。（《素问·调经论》）

【名家论述】

张志聪："夫表阳之气，主乎皮肤，寒湿之阴邪伤人阳气，是以皮肤不收，阳气不能外卫，致邪入肌肉，而肌肉坚紧也，营卫涩而不行，卫气去于皮肤，故为里虚气不足而寒湿内聚也。"

【凡按】

此属阳虚湿阻，治宜温阳除湿，与桂枝加附子汤。此方出自《金匮》，用治"伤寒八九日，风湿相搏，身体疼烦（按：其烦属痛而非热），不能自转侧，不呕不渴（按：是无内热），脉浮虚而涩者（按：知其风湿外搏而卫阳不振），宜桂枝附子汤主之"。以桂枝汤去芍药之酸收，加附子之辛温振阳气而散阴邪，必藉附子之大力健行，以并走皮中而逐水气，亦因势利导之法也。

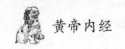
六、燥病类

《内经》"燥气流行"与"秋高气爽"、"天高日晶"是相连系的。所以"燥胜则干",《易经·说卦》:"燥万物者,莫熯乎火",故"燥"字从火。金·刘完素在《内经》病机十九条后,补出"诸涩枯涸,干劲皱揭,皆属于燥",明其燥病之症状。因此,在治法上得出"燥者润之",润万物者莫泽乎水。如地干则土裂,物干则"枯涸"、"皱揭",非水无以济之人。上燥治肺,养其气阴也,下燥治肾,壮其水主也,中燥治脾胃,资其化源也。"亢则害,承乃制,其理一也。

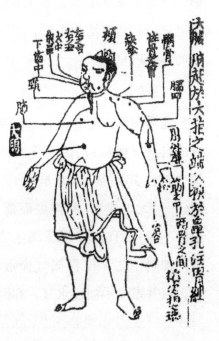

金代《子午流注针经》经脉图中的大肠脉走向图

【原文】

燥胜则干。(《素问·阴阳应象大论》)

【名家论述】

张景岳:"燥胜者,为津液枯涸,内外干涩之病。"

【凡按】

叶天士云："上燥治
气，下燥治血"，徐灵胎说："上治肺，下治肾。""气谓
津气，补津气，如生脉散之类，血谓精血，滋精血如熟
地、苁蓉之类。"燥胜者为津液枯涸，而"燥者润之"，
此乃治燥之法。

【原文】

岁金太过，燥气流行，肝木受邪。民病两胁下少腹
痛，目赤痛眦疡，耳无所闻。……甚则喘咳逆气，肩背
痛。(《素问。气交变大论》)

【名家论述】

张景岳："两胁少腹耳目，皆肝胆经气所及，金胜则
木脏受伤，故为是病……甚则金邪有余，肺金自病，故喘
咳气逆，肩背痛。"

王晋三："炙甘草汤仲景治心悸，王焘治肺痿，孙思
邈治虚劳，三者皆是津涸燥淫之证，《至真要大论》云：
燥淫于内，治以苦辛是也。故复脉为叶氏治秋燥常加减
用之。"

金寿山："炙甘草汤中之麻仁，柯韵伯疑为枣仁之误，
似属有理，但在临床上看到心脏病患者，在大便干结之
时，病情往往增剧，必须保持大便通畅（不是泄泻），就
体会到炙甘草汤中所以用麻仁之理。"按："此亦"燥者

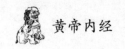

润之"之经旨。

【凡按】

《内经》直接言燥者少见，刘完素在其所著《原病式·病机十九条》中指出："诸涩枯涸，干劲皴揭，皆属于燥"，以补内经不足，并以阐明"燥胜则干"的病因病机及临床表现。但细考经文应是"秋伤于湿"一条，历代医家随文作释，不察其讹，唯清·喻嘉言特为正之，大意谓，春伤于风，夏伤于暑，长夏伤于湿，秋伤于燥，冬伤于寒（见《素问·生气通天论》），六气配四时，与五运不相背戾，而千古之大疑始一决也，其《素问》原文，"秋伤于燥，上逆而咳，发为痿厥"。与《素问·至真要大论》病机十九条"诸气膹郁，诸痿喘呕者皆属于脉（上）"，是一致的，故喻氏以此为论据，创立清燥救肺汤，为治燥之复气的著名方剂，此又补河间之不足也。

七、寒热病类

《内经》："因于露风，乃生寒热"，此寒热之诱因也。其"衰饮食"、"消肌肉"，则人得寒热病的病理、生理变化。近世恽铁樵将《内经》阴阳寒热 20 个字，缩为 16 个字，即"阴盛则寒"，谓外寒侵袭躯体，毛窍洒淅恶寒；"阳盛则热"，谓体温集表，驱逐外寒而发热；"阳虚则寒"，谓病之重心在里者，阴争于内，阳扰于外，汗出不止，体痛恶寒之寒；"阴虚则热"，谓神经反射以为救济，血行失其调节，体工互助之机能败坏，躯体内蕴之热力毕露于外之热。此四句，一步深一步，其理甚精，可以概括为一般寒热病之全局。虽与《内经》原文之意和诸家注释同而不同，但是符合临床实际，可与《内经》之旨互参。

（一）概　述

【原文】

因于露风①，乃生寒热。（《素问·生气通天论》）

【注释】

①露风：孙鼎宜曰："按《文选·长扬赋》注，露，暴露，露与冒字通，风气内搏，故生寒热，即郁而为热也。"

【名家论述】

巫君玉："'露'风之露，以作雾露解于义为长，若以暴露为言，则邪仅属于风，而冲雾冒露亦可以为寒热之义则缺矣。"

【原文】

风成为寒热。（《素问·脉要精微论》）

【名家论述】

张志聪："腠理开则洒然寒，闭则热而闷，此风病已

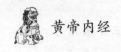

成而变生寒热也。"

【原文】

风者善行而数变，……其寒也，则衰食饮，其热也，则消肌肉，故使人怢慄①而不能食，名曰寒热。（《素问·风论》）

【注释】

①怢慄：怢音秩；怢慄，乍振寒貌。

【名家论述】

张景岳："寒邪伤阳，则胃气不化，故衰少饮食，热邪伤阴，则津液枯涸，故消瘦肌肉，寒热交作则振寒，故为怢慄不食，以明风成为寒热也。"

【凡按】

首条是言其病因，由冒风而引起寒热；次条言其病机，所以邪被郁遏而成寒热；三条，风是善行数变的，进一步的病理变化是，其寒影响胃的受纳，故饮食减少，其热损耗津液，甚至形成脱水而肌肉消瘦。三者联系类似近世的风温感冒，首宜辛凉解表，如银翘、桑菊之属。至于寒则衰饮食，热则消肌肉，碍难用药，如此寒热复杂之证，必用寒热综合之方。刘完素治此，用白虎汤加生姜，吐天士治此，用白虎汤加桂枝。主药都是甘寒生津，佐少量辛温之药，是寒因热用的反佐法，且不碍脾胃。

（二）分　述

【原文】

风气藏于皮肤之间，内不得通，外不得泄。风者善行而数变，腠理开则洒然寒，闭则热而闷。（《素问·风论》）

【名家论述】

张景岳："风寒袭于皮腠，则玄府闭封，故内不得通，外不得泄，此外感之始也。风本阳邪，则主疏泄，故令腠理开，开则卫气不固，故洒然而寒，若寒胜则腠里闭，闭则阳气内壅，故烦热而闷。"

【凡按】

此属表邪外郁，治宜疏风解表，宜人参败毒散去羌活、独活、柴胡、前胡加荆芥、防风。

【原文】

人身非衣寒也，中非有寒气也，寒从中生①者何？岐伯曰：是人多痹气也②，阳气少，阴气多，故身寒如从水中出。"（《素问·逆调论》）

【注释】

①寒从中生：指畏寒的感觉从内部发生。

②痹气：气闭也，气血运行不畅。

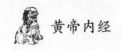
【名家论述】

张景岳："无所因而寒者，寒生于中也。痹者，正气不行也，阳少阴多，则营卫不能充达，故寒从中生。"

【凡按】

此属寒从内生，治宜温阳通痹，与桂枝人参汤。人参汤即理中汤，以治从内部发生的中寒，加桂枝者温经宣阳以通痹气也。

【原文】

人之振寒者，……寒气客于皮肤，阴气盛，阳气虚，故为振寒寒慄。补诸阳。（《灵枢·口问篇》）

【名家论述】

马元台："寒气客于皮肤，其阴气盛，阳气虚，故阴盛则为寒，且寒而发战栗，当补诸阳以温之。"

【凡按】

此"肾虚则寒动于中"而见于外，治宜温里以胜寒，与附子理中汤。用理中以温中寒，附子温肾以壮元阳。此治"肾虚则寒动于中"的受病之源，可见仲景《伤寒论》所立经方丝丝入扣，用之者不仅在于方证对应，更在于加减变通。

【原文】

阳盛生外热奈何？岐伯曰：上焦不通利，则皮肤致

密，腠理闭塞，玄府①不通，卫气不得泄越，故外热。（《素问·调经论》）

【注释】

①玄府：即汗孔。

【名家论述】

张景岳："上焦之气，主阳分也，故外伤寒邪，则上焦不通，肌表闭塞，卫气郁聚，无所流行，而为外热，所谓人伤于寒，则为病热，此外感证也。'体若燔炭，汗出而散'矣。亦即王太仆'寒气外薄，阳气内争'之意"。

【凡按】

刘渡舟治一壮年在抗旱打井时，于遍身汗出如洗的情况下，缒绳下井。井底寒气逼人，顿时汗消，出井随之即病。证见发热恶寒，一身疼痛，烦躁难耐。予大青龙汤，仅服用一煎，病人遍身汗出，热退身凉而安。此亦阳气为阴邪所遏，导致壮热无汗。治宜发汗解表，所谓"体若燔炭，汗出而散"是也。发热恶寒，无汗脉紧，宜麻黄汤；不汗出而烦躁者，宜大青龙汤，发表寒以清里热，刘氏用药切合病机，所以，效加桴鼓。

【原文】

阴盛则生内寒奈何？岐伯曰：厥气上逆，寒气积于胸中而不泻，不泻则温气去，寒独留，则血凝泣，凝则脉不

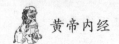

通，其脉盛大以涩①，故中寒②。（《素问·调经论》）

【注释】

①盛大以涩：盛大之脉指浮取而言，脉涩指沉取而言，亦即《素问·至真要大论》"脉至而从，按之不鼓，诸阳皆然。"之义。

②中寒：即内寒之意。

【名家论述】

张景岳："厥气，寒厥之气也，或寒气伤脏，或食饮寒凉，寒留中焦，阳气乃去，经脉凝滞，故盛大而涩，盖阳脉流利多滑，不滑则无阳以温脾胃之阳。"

龚廷贤："中焦虚寒，手足冷，肚腹痛，大便不实，饮食少思而口舌生疮者（按：应有舌淡、白泡、涎多等症），与附子理中汤；一男子舌破而无皮状，或咽喉作痛，服清凉药愈甚（按：应有必尿清足冷），予以附子理中汤乃愈。此肾虚则寒动于中'口舌生疮，慢性咽喉痛，均是虚火土炎'。"按：如尤在泾云："温之则浮焰自熄，养之则虚冷自化"是也。

【凡按】

此属脾肾阳虚中寒内凝，治宜温中以祛寒，与附子理中汤，龚氏深得其旨。

【原文】

阳虚则外寒……阳受气于上焦，以温皮肤分肉之间，

令寒气在外，则上焦不通，上焦不通，则寒气独留于外，故寒慄①。（《素问·调经论》）

【注释】

①寒慄：即恶寒战慄。

【名家论述】

张景岳："寒邪在外，阻遏阳气，故上焦不通，卫气不温于表，而寒气独留乃为寒栗，此阳虚则外寒也。治宜温经以散寒。"

巫君玉："阳虚而致上焦不通，其所以不通，一可因阳之本虚，一可因于相对之寒气独留于外，故不可概以外邪而言。"

万友生："病人内因阳盛，伤寒外邪入侵，体内正阳奋起抗邪的，则必发热恶寒（按：寒邪外束故恶寒，正阳亢进故发热）；病人内因阴盛，伤寒外邪入侵，体内正阳无力奋起抗邪的，则必无热恶寒（按：寒邪外束恶寒，正阳衰退故无热）。"

黄铉："若阴证则无头痛项强，但恶寒而倦，脉沉细，病在阴，可温里也。"

胡天雄："阳盛生外热与阳虚生外寒，皆指太阳表证而言。风寒初感，机体反应未起，则恶寒，此时体表阳气呈虚弱状态，故曰阳虚；及反应既起，卫阳骤旺以抗邪，则发热，此时阳热聚于体表，故曰阳盛。仲景所谓'太阳病，或已发热，或未发热必恶寒'即指此。"

【凡按】

"体重呕逆，脉阴阳俱紧者，名曰伤寒"，治宜温经散寒的麻黄汤；如失去汗出而散的治疗之机，则将发展成为"不汗出而烦躁"的大青龙汤证；若再失治机、则将发展成为"渴欲饮水无表证者的白虎汤加入参汤主之证。"由"阳虚则外寒"到"阳盛则外热"，惟仲景《伤寒论》表述了全过程，而仲景之学，实渊源于《内经》也。

【原文】

阴虚生内热奈何？岐伯曰：有所劳卷，形气衰少，谷气不盛，上焦不行，下脘不通①，胃气热②，热气③熏胸中，攻内热。（《素问·调经论》）

【注释】

①上焦不行，下脘不通：高世栻曰："上焦不能宣五谷味，故上焦不行。下焦不能化谷之精，故下脘不能"。

②胃气热：郭霭春："谓不行、不通，以致胃气郁遏生热"。

③热气熏胸中：《甲乙经》的足厥阴肝经左右二十二卷六第三、《病源》卷十二

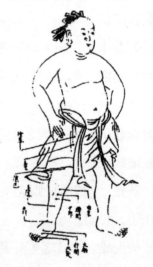

明抄本《普济方》中足厥阴肝经左右二十二穴图

《寒热候》并无"热气"二字。

【名家论述】

张景岳："形气阴气也，上焦之气水谷精微之所化也。今劳倦不慎，而形气衰少，伤脾阴也，故谷气不盛则上焦不行，上不行则下脘不通，以致胃府郁热熏于胸中，此阴虚生内热也。"

李东垣："劳倦内伤发热，唯当以辛甘温之剂，补其中以升其阳，甘温以泻其火则愈矣。经曰：'劳者温之，损者温（益）之'。甘温能除大热，大忌苦寒之药损伤脾胃。主用补中益气汤。"按：但非绝对，有时少佐甘寒或苦寒，而标本兼顾主次分明，所谓"升降浮沉则顺之，寒热温凉则逆之"才是东垣用药特色。

万友生："李东垣根据《内经》'有所劳倦，形气衰少，谷气不盛，上焦不行，下脘不能，胃气热，热气熏胸中，故内热'而提出的'饮食不节则胃病，胃病则气短精神少而生大热'的理论，是符合临床实际的。这种胃中灼热之症，是因脾脏气虚不运，胃腑谷气停滞而阴火内焚所致。它和胃阴虚而气不虚的阳火炽盛的胃中灼热而饥时尤甚，大便但结不溏，舌质干红瘦薄，脉象细数之症是同中有异的。前者属于气虚阴火的虚热证，必须甘温才能除其热；后者属于阴虚阳火的虚热证，必须甘寒才能清其热，二者阴阳大别，是不能混淆的。"

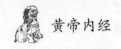

【凡按】

此论澄清了二种阴火在治疗上的区别，是信而有征的。这是因为"阴虚生内热"，在证候上实有两种含义：一是散温之热，一是聚集之热。东坦联系了"今劳倦不慎，而形衰气少"，其发热表现，常为散漫之热，与《素问》"阳气者烦劳则张"同义。虽体表发热，而舌淡口和，脉大无力，此属脾虚气弱，治宜甘温除热，治其劳倦伤脾、形衰气少之本也。另一义是"胃气热，热气熏胸中"，其发热表现，常为聚集的局部而体表不热，万氏指出，"此是胃阴虚而气不虚的阳火炽盛的胃中灼热，其特点是，饥时尤甚，大便但结不溏，舌质干红，脉象细数"。虽同属"阴虚生内热"而含义不同。治宜先清后滋，治其灼热之源也。五百年之后，叶氏补东垣之不足，而万氏得之。

此外尚有胃酸过多的胃脘灼热（宜用制酸法）和瘀血内阻的胃脘郁热（宜活血化瘀法），不在此例。

【原文】

安卧脱肉者，寒热，不治。（《灵枢·论疾诊尺篇》）

【名家论述】

张景岳："无邪而脱肉，寒热者，真阴败也，故不治。"

1972

【凡按】

此证多见于结核、肿瘤病人的晚期，舌红、口干、脉细数，表现为阴竭难医，所以二级预防、"阻断"治疗非常重要。

八、疟疾类

疟疾，《内经》述其病因，详其症状，明其发病机理，别为风、寒、温、瘅。在内脏联系上，独重少阳——乃寒热之枢机；兼重太阴——脾为生痰之源，前人谓"无痰不作疟"。但痰不是疟病之因，而是疟病之果，所以又称疟为"脾寒"。至于治法，《内经》有刺疟论。金·张子和、近世朱链证之良效。语云："陈琳之檄，可愈头风，杜甫之诗，能驱疟鬼。"此旧时代的精神疗法，亦寓有科学道理，使胆气壮而正气伸，发挥人体的自然疗能之作用也。

（一）概　述

【原文】

夏伤于暑，秋为痎疟①。(《素问·生气通天论》)

【注释】

①痎疟：疟之总称。

【名家论述】

张志聪："暑汗不泄，炎气伏藏，秋时凉气外加，与

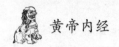
热相遇，发为痎疟。"

【凡按】

气候环境是产生疟蚊、繁殖疟原虫的外部条件，而不是致病的直接因子。叶天士云："疟因暑发居多"。（《幼科要略》）此从宏观论断也。

【原文】

疟先寒而后热者……夏伤于大暑，其汗大出，腠理开发，因遇夏气凄沧之水寒，藏于腠理皮肤之中，秋伤于风，则病成矣。（《素问·疟论》）

【名家论述】

张景岳："凄沧之水寒，谓浴水乘凉之类也。因暑受寒则腠理闭，汗不出，寒邪先伏于皮肤之中，得清秋之气，而风袭于外，则病发矣。"

【凡按】

这是可以避免的人为诱发因素。

【原文】

疟之始发也，先起于毫毛，伸欠乃作，寒慄鼓颔，腰脊俱痛，寒去则内外皆热，头痛如破，渴欲冷饮。……阴阳上下交争，虚实更作，阴阳相移也。（《素问·疟论》）

【名家论述】

张景岳："起于毫毛，憎寒而毛竖也，伸者伸其四肢，邪动于经也，欠、呵欠也，阴阳争引而然，阳气者，下行极而上，阴气者上行极而下，邪气入之，则阴阳上下交争矣。"

【凡按】

本条描述疟疾发作的规律及典型的症候群。

【原文】

夫疟气者，并于阳则阳胜，并于阴者阴胜，阴胜则寒，阳胜则热。疟者，风寒之气不常也，病极则复至。（《素问·疟论》）

【名家论述】

张景岳："此疟证或寒或热之故也，或阴或阳，疟本不常，有先寒后热者，极则复于阳也，有先热后寒者，阴阳极则复于阴也。"

【凡按】

"病极则复至"谓反复发作也。

（二）分 述

【原文】

风疟，疟发则汗出恶风。（《素问·刺疟论》）

【名家论述】

张志聪："暑汗未出，风寒袭于肌腠也；疟发则汗出恶风者，表阳之气虚也。"

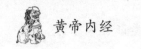

【凡按】

此属疟邪内伏，风袭肌表。针对汗出恶风，宜用桂枝汤解肌和营卫，虽汗出而热不为汗衰，加柴胡、青蒿调升降以祛疟热，常山是治疟名药，再配以知母治阳明独胜之热，草果治太阴独胜之寒，以调整脾胃，澄清寒热发作的根源。如身无寒但热，骨节烦疼者，可与白虎加桂枝汤。

【原文】

夫寒者，阴气也，风者，阳气也，先伤于寒而后伤于风，故先寒而后热也。病以时作，名曰寒疟。（《素问·疟论》）

【凡按】

《内经病证辨析》云："先伤于寒邪，寒邪为阴，阴胜则先恶寒，后伤于风，风为阳邪，阳胜则发热，此亦阴阳交争而为恶寒发热之理。"以其先寒后热，故名寒疟，属寒邪内伏，感受风邪而发，治宜散寒祛风，与柴胡桂姜汤。《金匮要略·疟病脉证篇》云："柴胡桂姜汤治疟寒多微有热，或但寒不热，

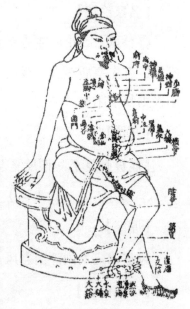

《十四经发挥》图中的足少阴肾经之图

服一剂如神。"

【原文】

先伤于风，而后伤于寒，故先热而后寒也，亦以时作，名曰温疟。(《素问·疟论》)

【凡按】

《内经病证辨析》云："温疟以先发热后恶寒为特征，由于冬天感寒发热，阴气损伤，至春天阳气发动，阴虚阳盛热自内发，此属于潜伏期较长的伏气温病范畴。"《金匮要略·疟病脉证篇》云："温疟者，其脉如平（按：病非乍感，故脉如其平时），身无寒但热，骨节烦疼（按：热从肾出），时呕（按：上犯阳明），白虎加桂枝汤主之。"

【原文】

但热而不寒者，阴气先绝，阳气独发，则少气烦冤，手足热而欲呕，名曰瘅疟[①]。(《素问·疟论》)

【注释】

①瘅疟：瘅，热也，极热为之也。

【名家论述】

马元台："风邪舍于皮肤分肉之间，则阳气盛而独发也，所以但热而不寒，少气者，气虚也，烦冤者，烦热不安也。"

王冰："欲呕，胃热不降也。"

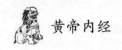

【凡按】

《金匮要略·疟病脉证篇》云："阴气孤绝，阳气独发，则热而少气烦冤，手足热而欲呕，名曰瘅疟。若但热不寒者，邪气内藏于心，外舍分肉之间，令人消烁肌肉。"尤在泾云："此与《内经》论瘅疟大相同，夫阴气虚者，阳气必发，发则足以伤气而耗神，故少气烦冤也。四肢者诸阳之本，阳盛则手足热也。欲呕者，热干胃也。邪气内藏于心者，瘅为阳邪，心为阳脏也，消灼肌肉者，以热胜则干也。"此属阳明热盛，气阴两伤，治宜清泄阳明，益气生津，与人参白虎汤加竹叶、薄荷，此辛凉重剂中加以宣发也。

【原文】

足少阳之疟，令人身体懈㑊①，寒不甚，热不甚，恶见人，见人心惕惕然②，热多汗出甚，刺足少阳。（《素问·刺疟论》）

【注释】

①懈㑊：谓不耐烦劳，形体困倦也。

②惕惕然：恐惧战粟之意。

【名家论述】

张景岳："寒不甚，热不甚者，病在半表半里也，见人惕惕然，邪在胆也，少阳为木火之经，故热多于寒而汗出甚也。"

喻嘉言："此邪在少阳经，治宜和解，与小柴胡汤加常山截疟神效。"

王孟英："此惟风寒正疟，邪在少阳者，可以按法而投，则参、甘、姜、枣补胃充营，半夏利其枢机，柴、芩解其寒热，病无不愈矣。"

【凡按】

少阳正疟，用小柴胡汤，调枢机升降，加鸡骨常山吐痰截疟，更用草果温脾，知母清胃，使寒热分解，邪势转化，余屡用良效。袁鹤侪云："此方治疟，最为有效，但宜加减，寒重者加柴胡，热者加黄芩，若但热无寒之温疟不适用也。"如少阳疟偏于热重者，其证见暮热朝凉，此少阳温疟，营分伏热也。宜青蒿鳖甲汤。吴鞠通云："以青蒿领邪外出，且芳香逐秽开络之功，则较柴胡有独胜"。青蒿治疟，首见于葛洪《肘后方》，叶天士屡用之，非无源之水也。

【原文】

脾疟者，令人寒，腹中痛，热则肠中鸣，鸣已汗出，刺足太阴。（《素问·刺疟论》）

【名家论述】

张景岳："脾以至阴之脏而疟邪居之，故令人寒，脾脉自股入腹，故为腹中痛，寒已而热则脾气行，故肠中

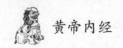

鸣，鸣已则阳气外达，故汗出而解也。"

【凡按】

此属疟邪伤脾，出现胃寒肠热，治宜寒温并用，宜《伤寒论》之黄连汤，此方即小柴胡汤去柴胡、黄芩、生姜，加桂枝、黄连、干姜，原治胃热肠寒，亦可治胃寒肠热之证，即"异病同治"艺法也。

【原文】

夫疟之未发也，阴未并阳，阳未并阴，因而调之，真气得安，邪气乃亡，故工不能治其已发，为其气逆也。（《素问·疟论》）

【名家论述】

张景岳："邪气正发，乃阴阳气逆之时，故不可以强治。"

【原文】

无刺熇熇之热，无刺浑浑之脉，无刺漉漉之汗，故为其病逆，未可治也。（《素问·疟论》

【名家论述】

张景岳："此言疟之诸变，须其自衰乃治之，谓不可刺于病发之时，熇熇之热，热正盛也，不可刺之，盖避其来锐之势。浑浑之脉，阴阳虚实未定也。漉漉汗大出，其时邪正未分，故不可刺。于此三者而刺之，是逆其病气也。"

【原文】

凡治疟，先发如食顷①乃可以治，过之则失时也。诸疟而脉不见②，刺十指间出血，血去必已，先视身之赤如小豆者，尽取之。（《素问·刺疟论》）

【注释】

①食顷：约一顿饭的功夫。

②脉不见：脉沉浮不见。

【名家论述】

张志聪："此言邪在皮肤气分者，宜刺十指之井穴也，疟在气分，故不见于脉，……当刺十指之井穴出血，血去其病立已。盖所出为井，乃经气始相交会之处，故刺之可泄气分之邪，身有赤如小豆者，邪在肤表气分，……当先取而去之。"（《素问集注》）

张戴人云："尝观《刺疟论》，必欲试之，会陈下有病疟二年不愈者，屡服温热之剂，渐至衰羸，乃命余治之，余见其羸，亦不便投寒凉药，乃取《内经·刺疟论》详云，曰诸疟不已刺十指间出血，正当发时，余刺其十指井穴出血，血止而寒热立止，咸骇其神。"（《古今医案按》）

吴棹仙："抗战初，日寇空袭重庆，市民纷纷退避山洞内。是年病疟者特多，服奎宁、疟涤平等无效。"吴氏分析道："此是洞中受寒，夏暑而汗不出，故病疟，分别

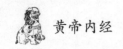

采用烧山火、透天凉之法，按子午流注理论按时取穴，治愈疟病不知凡几，深得市民称颂。"（《名老中医之路》）注经者少下手功夫，吴氏深以为憾。按：英医延得尔医生认为，要使阴阳平衡，就必须保持阴阳通道的通畅，如果不畅通人就会生病，这时用针灸打通不流畅的部位，就会使人恢复健康，这就是针灸的原理。（《中国中医药报》）此非仅仅针对致病因子，都是调整人体机能，与吴氏治疟意义相同。

【凡按】

吴氏"烧山火、透天凉"引而未发，兹补焦勉斋针灸手法：

"烧山火"一针刺入穴道内，先找疲胀感觉，以后利用捻转紧按慢提，不断增强刺激，针下有麻胀波动，上下循行时得气，术者运用丹田之气，提贯持针之上肢，令鼻不断吸气，口不断呼吸，热感出现后，停止呼吸运气。

"透天凉"一针刺入穴道内，先找疲胀感，后利用紧提慢按捻转针柄，不断增加刺激，针下胀麻（得气），医者将丹田气提至持针之上肢，令口不断吸气，鼻不断出气，达到冷感时，停止呼吸运气。（《中医经验和特色》）朱链《新针灸学》治疟取穴：大椎、陶道、间使、内关等，均于疟发前，两小时用之。有增强白细胞吞噬疟原虫的作用，与此互发。